H.J. Bach:

Gezielte Ernährung ist die beste Medizin

Biologische Nährstoffe in Prophylaxe und Therapie

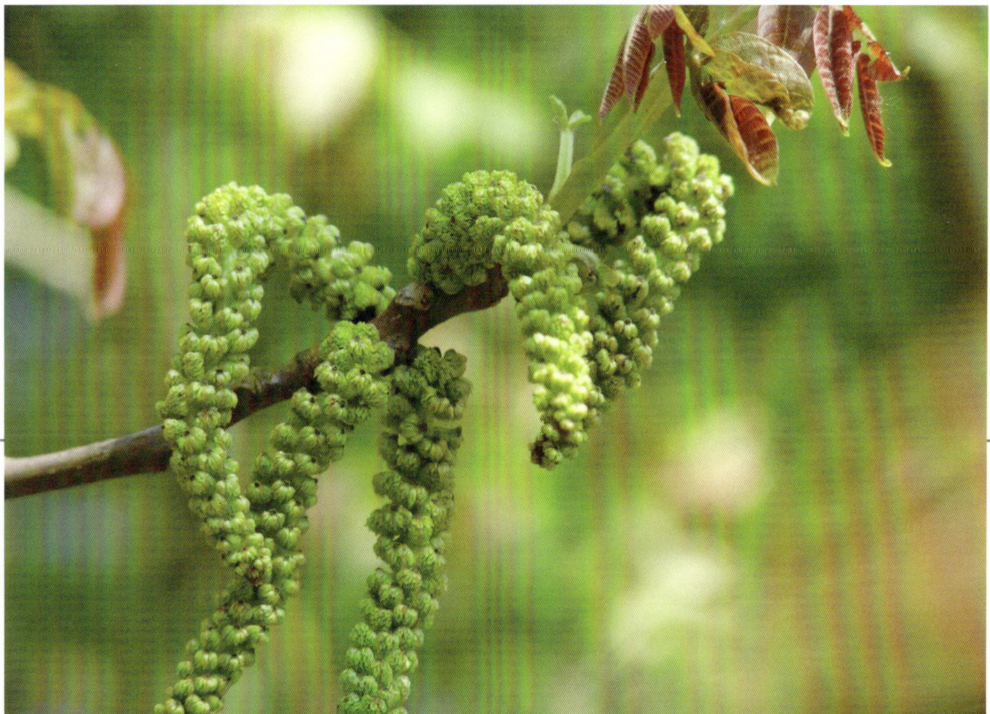

H.J. Bach: Gezielte Ernährung ist die beste Medizin
Biologische Nährstoffe in Prophylaxe und Therapie

ISBN (13) 978-3-927518-41-4

1. Auflage

Vorwort

Schätzungen zufolge stehen 40 – 70% aller chronischen Erkrankungen im Zusammenhang mit unseren Ernährungs- und Lebensgewohnheiten. Die Umstellung auf eine ursprüngliche Ernährung hat offensichtlich eine wesentliche Schutzfunktion gegenüber der Entwicklung chronischer Erkrankungen westlicher Zivilisationen. Beispielsweise erkranken Eskimos so gut wie nie an Arteriosklerose und ihren Folgen, wie dem Herzinfarkt oder Schlaganfall, obwohl und gerade weil ihre Ernährung sehr fettreich ist. Es sind aber eben die ‚guten' Fette, die Omega-3-Fettsäuren, die die Basis ihrer Ernährung bilden (Kaltwasser-Seefisch und Seehunde, die Seefisch gefressen haben). Die tägliche Ernährung des Durchschnittsdeutschen ist nach einer Analyse der Deutschen Gesellschaft für Ernährung (DGE) nicht optimal und enthält zu wenige Mikronährstoffe wie Vitamine, Mineralien, Spurenelemente und Bioflavonoide. Auch bei dem Verzehr von Fetten ist ein zunehmendes Ungleichgewicht festzustellen. So haben sich die Aufnahme und das Verhältnis von entzündungshemmenden Omega-3-Fettsäuren zu entzündungsfördernden Omega-6-Fettsäuren stark zu Letzteren verschoben. Findet man bei den Eskimos ein Verhältnis Omega-3- zu Omega-6-Fettsäuren von 1 : 2, so weist die Bevölkerung der Industrienationen ein Verhältnis von 1 : 20 und höher auf. Den Entzündungsprozessen, die alle chronischen Erkrankungen bis hin zum Krebs begleiten, wird somit durch eine ungesunde Zusammensetzung der Fettsäuren Vorschub geleistet. Die industrialisierte Landwirtschaft und die Intensivhaltung von Nutztieren, mit ihren unnatürlichen Haltungs- und Fütterungsbedingungen, mindern erheblich die Produktqualität im Sinne einer ungünstigen Zusammensetzung der Fettsäuren und einem mangelhaftem Gehalt an Mikronährstoffen. Auch ist der enorm gestiegene Zuckerkonsum von drei kg/Jahr pro Kopf im vorigen Jahrhundert auf mehr als 40 kg/Jahr pro Kopf ein Symptom der ungesunden Ernährung unserer Zeit. Bemerkenswerterweise benötigen Krebszellen die 19-fache Menge an Zucker gegenüber gesunden Zellen, um zu überleben. Die beste Gesundheitsprophylaxe auf der Ernährungsebene ist die Reduktion leicht verdaulicher Kohlenhydrate (Zucker, Weißmehlprodukte, etc.) und die Umstellung auf eine natürliche und ausgewogene Ernährung mit möglichst biologisch erzeugten Produkten.

Chronische Erkrankungen sind oftmals mit einem Mikronährstoffmangel vergesellschaftet. In solchen Fällen kann es darum therapeutisch hilfreich sein, wenn neben der notwendigen Ernährungsumstellung eine unterstützende Behandlung mit Mikronährstoffen erfolgt, die dem individuellen Krankheitsbild angepasst ist und darum grundsätzlich in ärztliche oder fachkundige therapeutische Hände gehört. Ziel dieses Buches ist keinesfalls die Anregung zur Selbstmedikation. Vielmehr soll es den interessierten Lesern, Ärzten und Therapeuten wesentliche Informationen über die Nähr- und Vitalstoffe liefern.

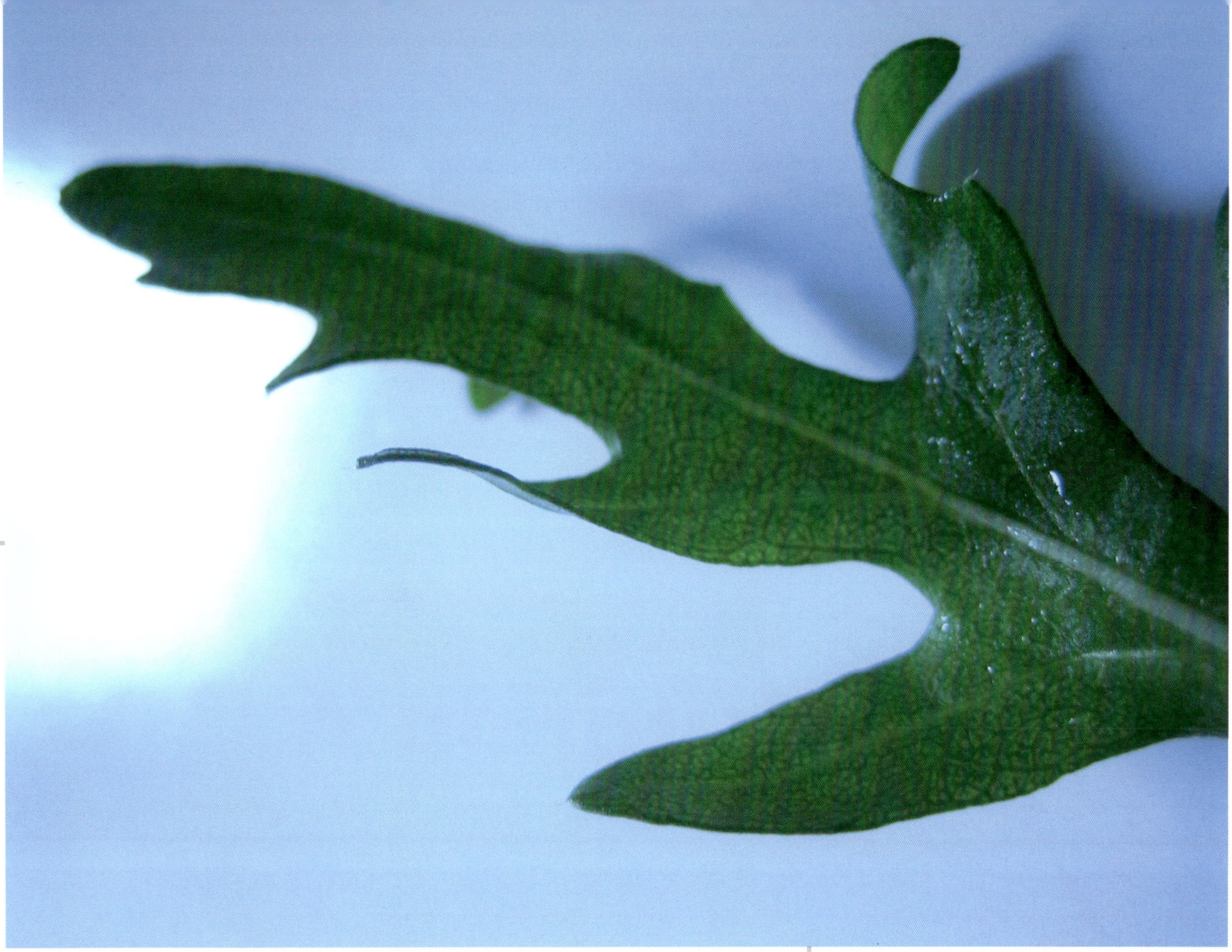

Autoren und Verlag haben große Sorgfalt darauf verwandt, dass die Angaben zu den Mikronährstoffen in diesem Buch dem aktuellen Wissensstand entsprechen. Soweit Messwerte, Normalbereiche, Anwendungsformen und Dosierungen angegeben werden, ebenso bei etwaigen inhaltlichen Unrichtigkeiten, können von den Autoren und dem Verlag keine Haftung übernommen werden. Jede Anwendung erfolgt in eigener Verantwortung des Benutzers.

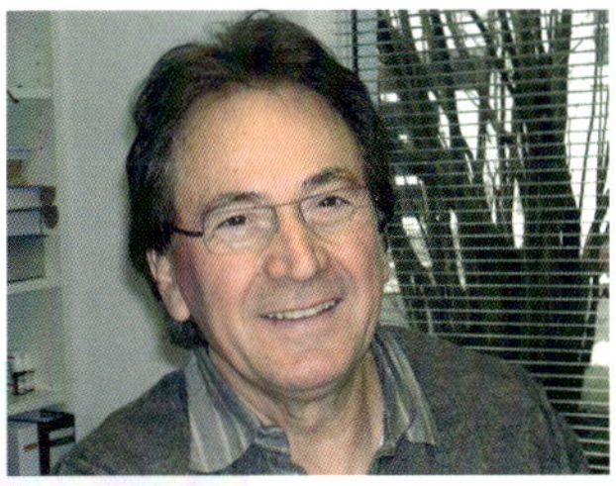

Der Herausgeber ist seit 25 Jahren in seiner ärztlichen Praxis mit dem Schwerpunkt ganzheitliche Krebstherapie niedergelassen. Er ist Autor zahlreicher Publikationen zu Themata der orthomolekularen Medizin und leitet die zertifizierten Fortbildungskurse Biologische Krebsmedizin des Arbeitskreises Ganzheitliche Onkologie – AGO.

Wissenschaftliche Mitarbeit
Dr. med. Martin Gschwender
E-Mail: info@drgpunkt.de
Dr. med. Hüseyin Sahinbas
E-Mail: hssahinbas@aol.com
Prof. Dr. med. Rainer Böger (Arginin)
E-Mail: boeger@uke.de
Prof. Dr. H. Rainer Maurer
(Enzyme, Bromelain)
E-Mail: hrmaurer@gmx.de
Hans-Werner Engel
E-Mail: apo.engel@t-online.de
Dr. med. Wolfgang Rohner
E-Mail: info@rohnerkonzept.com
Dipl.-Sozialgerontologe u. Heilpraktiker
Hans Willi Nowack
E-Mail: hw.nowack@t-online.de

Textredaktion
Claudia Darius

Hinweise des Herausgebers:
Die Erkenntnisse in der Medizin und der Pharmazie unterliegen laufendem Wandel durch Forschung und Erfahrungen. Der Autor hat große Sorgfalt darauf verwendet, dass die hier gemachten Angaben zu Wirkung, Anwendung, Dosierung und unerwünschten Wirkungen dem derzeitigen Wissensstand entsprechen. Dennoch kann für die Angaben keine Gewährleistung oder Garantie übernommen werden. Eine Haftung des Autors für Personen-, Sach- oder Vermögensschäden, die sich aus dem Gebrauch oder Missbrauch der hier dargestellten Informationen ergeben, ist ausgeschlossen. Die Informationen in diesem Buch können keinesfalls eine ärztliche Diagnose oder Behandlung ersetzen. Eine Behandlung mit apotheken- oder rezeptpflichtigen Verbindungen sollte nur unter der Aufsicht erfahrener Ärzte durchgeführt werden, niemals aber im Rahmen einer Selbstmedikation von medizinischen Laien.

Vitamine

Vitamine sind lebenswichtige Nahrungsbestandteile und gehören zu den so genannten Mikronährstoffen. Der menschliche Körper kann nicht alle Vitamine selbst herstellen und muss sie darum regelmäßig mit der Nahrung aufnehmen. Jeden Tag! Denn manche Vitamine können nicht oder nur für kurze Zeit gespeichert werden.

Die antioxidativ wirksamen Vitamine A, C und E können dem Körper kurzfristig helfen, beispielsweise Infekte abzuwehren oder nach einem Infekt schneller wieder zu Kräften zu kommen. Darüber hinaus schützen solche Vitamine auch unsere Zellen vor der Schädigung durch so genannte Freie Radikale. Diese sind an der Entwicklung vieler schwerer Krankheiten maßgeblich beteiligt.

Die B-Vitamine werden vor allem von Nerven, Gehirn und für den Energiestoffwechsel gebraucht.

Ein erhöhter Vitaminbedarf besteht zum Beispiel bei der Einnahme von bestimmten Arzneimitteln, im Alter, während der Schwangerschaft und Stillzeit, in Stresssituationen für den Körper wie beispielsweise Operationen und schweren Verletzungen, Infektionen, chronischen Erkrankungen, bei starkem Alkoholkonsum, Rauchen und durch Umweltbelastung.

(Retinol und Beta Carotin)

Vitamin A

Für gute Sicht

A wie Antioxidans. Vitamin A gehört dazu. Es ist in Eiern und Käse als Retinol, in Obst und Gemüse als Beta Carotin enthalten. Wir brauchen es für das Knochenwachstum und für den Erhalt der Fruchtbarkeit und unserer Sehkraft. Vitamin A schützt die Haut und Schleimhäute und kann das Immunsystem so in der Infektabwehr unterstützen. In Kooperation mit den Vitaminen C und E hilft es, den so genannten Freie-Radikale-Erkrankungen vorzubeugen. Dazu zählen Herz-Kreislauf-Erkrankungen, Krebs, Diabetes (Zuckerkrankheit) und Grauer Star (Katarakt).

Retinol & Beta Carotin
Das reine Vitamin A, das auch als Retinol bezeichnet wird, findet sich nur in tierischen Lebensmitteln, wie etwa Käse. Obst und Gemüse enthalten dagegen so genannte Vitamin A-Vorstufen, die Carotinoide. Beta Carotin ist das am häufigsten vorkommende Carotinoid. Man bezeichnet es auch als Provitamin A, weil der Körper es bei Bedarf in Vitamin A umwandeln kann.

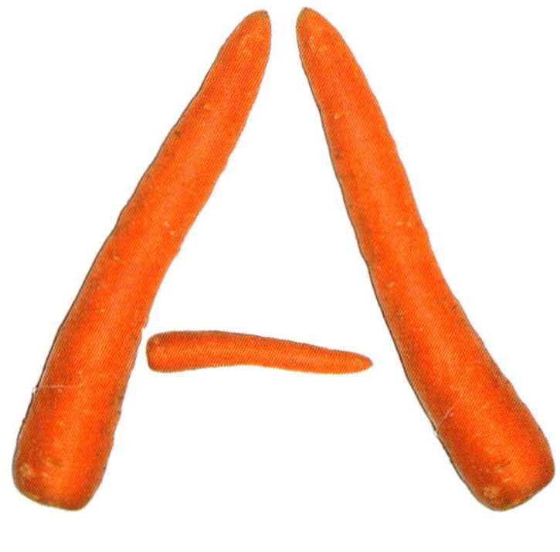

Welche Nahrungsmittel?
Den höchsten Retinolgehalt haben fette Käsesorten, Fleisch, Butter, Eier und Leber. Aprikosen, Karotten, Spinat und auch andere gelbe und grüne Obst- und Gemüsesorten sind besonders reich an Beta Carotin.

In der Küche
Sie können die Carotin-Aufnahme steigern, indem Sie das Gemüse stark zerkleinern oder pürieren.

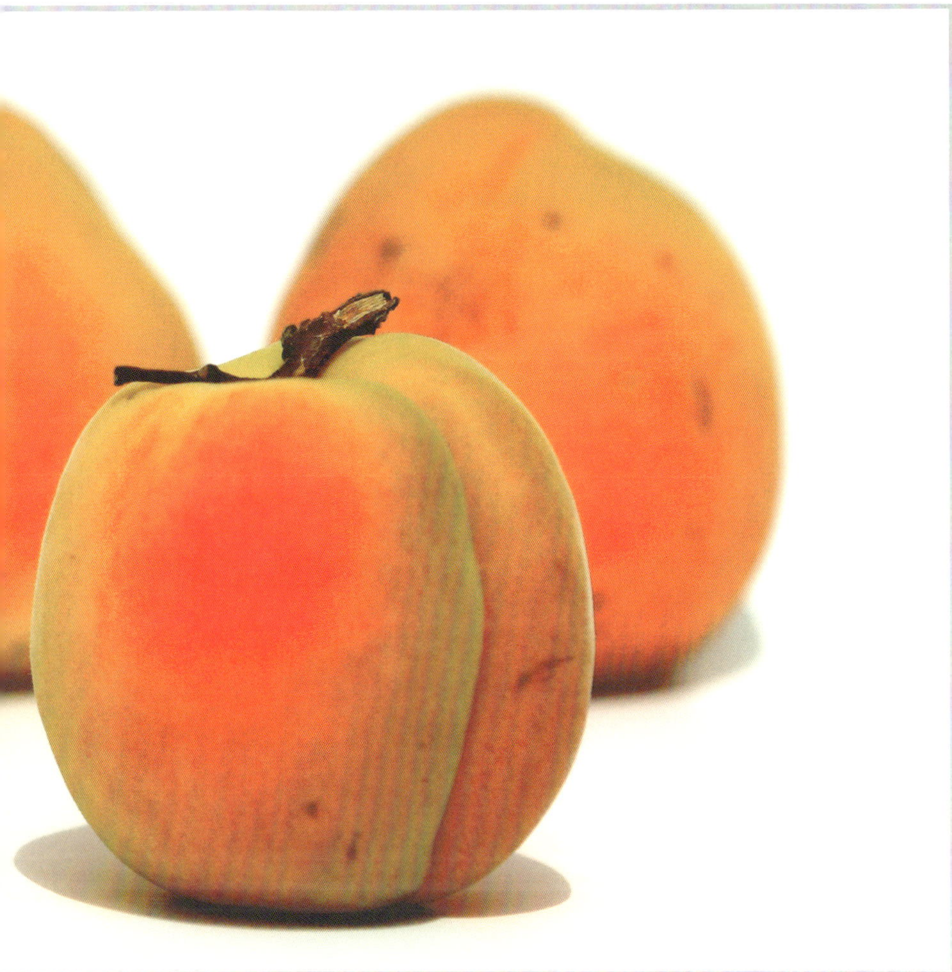

WICHTIG ZU WISSEN

- **Schwangere Frauen sollten ihren Vitamin A-Bedarf über carotinreiche Lebensmittel decken, da große Mengen Retinol, wie sie beispielsweise in Rinderleber enthalten sind, fruchtschädigend wirken können.**
- **Vitamin A-Mangel findet man auch bei bestimmten Personengruppen. Dazu zählen Kinder im Wachstum, Diabetiker und Menschen mit Schilddrüsenunterfunktion (eingeschränkte Umwandlung von Carotinoiden in Vitamin A), Menschen, die Medikamente einnehmen (Fragen Sie Ihren Arzt!)**
- **Einen erhöhten Vitamin A-Bedarf haben Menschen, die rauchen, sich regelmäßig und ausgedehnt sonnen und solche, die einen hohen Alkoholkonsum haben.**

Retinol hilft Sehen

Retinol wird in unserem Körper zum Beispiel in der Netzhaut gespeichert, und zwar im so genannten Sehpurpur. Jeder Lichtstrahl, der auf das Auge trifft, bricht so ein retinolhaltiges Sehpurpur auf und verbraucht das Retinol dadurch. Diese chemische Reaktion löst einen Nervenimpuls aus, der vom Auge zum Gehirn geleitet wird und den wir dort als Bild wahrnehmen. Das Sehpurpur regeneriert sich anschließend durch Nährstoffnachschub aus dem körpereigenen Vitamin A-Speicher. Bereits ein geringer Mangel an Vitamin A führt zu Sehschwierigkeiten, wie etwa Nachtblindheit.

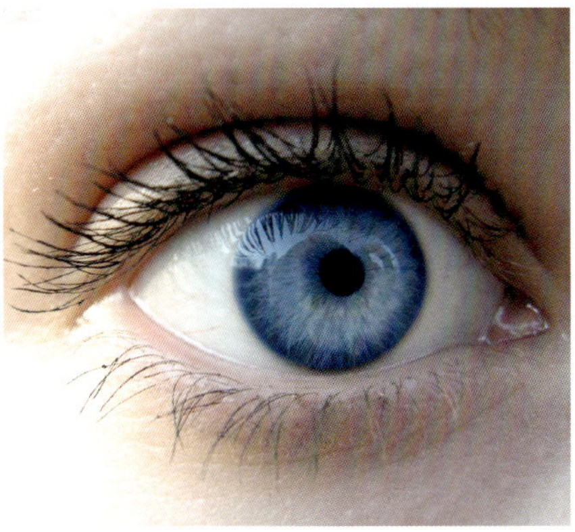

Wieviel?
Vitamin A:
1.000 µg[1] bis 2.300 µg[2]
Beta Carotin (Provitamin A):
2 mg[1] bis 20 mg[2]

Schutzfunktionen

Vitamin A hält Haut und Schleimhäute gesund und kann die Spermienqualität bei Männern günstig beeinflussen und bei Frauen die Fruchtbarkeit (Fertilität).

Gut versorgt? Hinweise auf einen Vitamin A-Mangel können diese Symptome geben:

- Nachtblindheit oder nachlassende Sehkraft
- Infektanfälligkeit, zum Beispiel wiederkehrende Blasenentzündungen
- Antriebslosigkeit
- Fruchtbarkeitsstörungen bei Mann und Frau
- Akne, Kopfschuppen oder Follikelbildung auf dem Oberarm

Nahrungsergänzungsmittel

Die meisten Nahrungsergänzungspräparate basieren auf Beta Carotin; Nahrungsergänzungspräparate auf der Basis von Retinol gibt es zum Beispiel in Form von Lebertrankapseln.

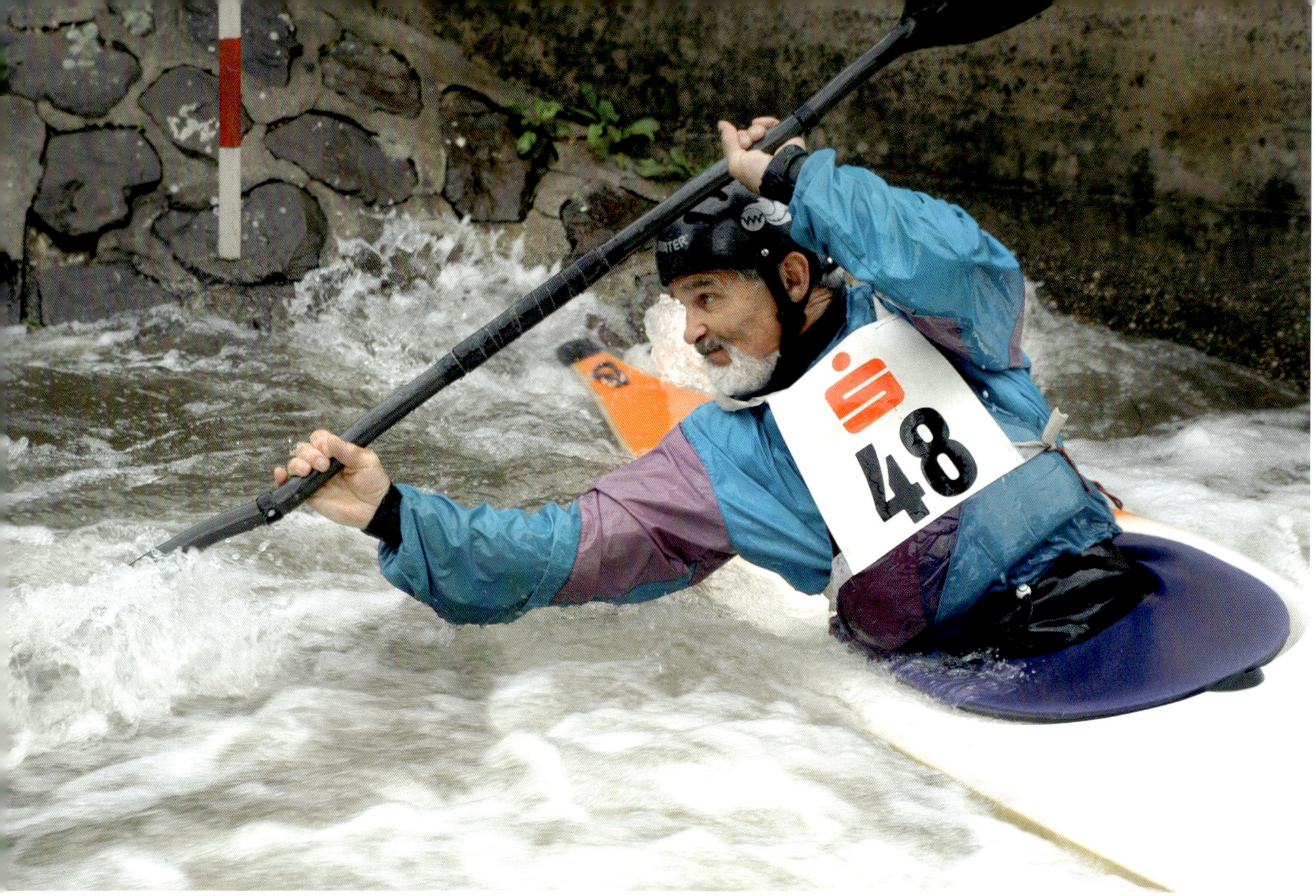

(Thiamin)

Vitamin B_1

Nervennahrung

Es riecht eigen und färbt den Urin charakteristisch neongelb: Thiamin oder auch Vitamin B_1 genannt. Es sorgt für Konzentrationsfähigkeit, Ruhe und emotionale Ausgeglichenheit.

Gewusst?
Die „Nahrung" für Gehirn und Nerven ist Zucker. Er entsteht im Körper durch die Verbrennung von Kohlenhydraten. Damit dieser Energiestoffwechsel in Gang kommt, brauchen wir Vitamin B_1 – quasi als „Treibstoff". Da der Körper Vitamin B_1 nur in geringen Mengen speichern kann – etwa 30 mg – muss es täglich zugeführt werden. Bleibt die B_1-Zufuhr beispielsweise für 14 Tage aus, sind bereits 50 Prozent der Reserven aufgebraucht. Darum können Menschen nach Extrem-Diäten einen Vitamin B_1-Mangel entwickeln.

Welche Nahrungsmittel?
Es gibt nicht viele thiaminreiche Nahrungsmittel. Lediglich die Bierhefe ist mit 13,1 mg je 100 g ein sehr guter Vitamin B_1-Lieferant. Aber wer konsumiert 100 g Bierhefe am Tag? Realistischer ist es da schon, den Bedarf über den Verzehr von Sonnenblumenkernen zu decken. 100 g enthalten rund 2 mg Vitamin B_1.

In der Küche
Um B_1 in Nahrungsmitteln zu erhalten, diese nur kurz und so niedrig wie möglich erhitzen.

Gut versorgt? Eine Unterversorgung an Vitamin B_1 macht sich recht kurzfristig bemerkbar, da Nerven und Gehirn die Energie fehlt, um optimal zu funktionieren. Erste Anzeichen für einen Mangel können Konzentrationsschwäche, Müdigkeit oder Gereiztheit sein. Ein lang anhaltender Mangel an B_1 kann sich in Nervenentzündungen ausdrücken, aber auch in emotionalem Ungleichgewicht, Depressionen und Angstzuständen.

WICHTIG ZU WISSEN

- **Bei einer Nervenentzündung, wie etwa einer Gürtelrose (Herpes zoster) oder verursacht durch einen eingeklemmten Rückennerv, kann die Einnahme von B_1 unter Umständen eine Schmerzlinderung bewirken, da das Vitamin die Schmerzempfindlichkeit herabsetzt.**
- **Vitamin B_1 kann helfen, nervliche oder emotionale Belastungen, wie zum Beispiel nach einem Unfall, einer Operation oder anderen Traumata besser zu bewältigen und zu reduzieren – insbesondere in Kombination mit den weiteren Vitaminen der B-Gruppe.**
- **Mittel gegen Sodbrennen können auf die Dauer einen B_1-Mangel herbeiführen.**

Wieviel?
1,3 mg[1] bis 100 mg[2] täglich

Nahrungsergänzungsmittel

Die Vitamine der B-Gruppe sind synergetisch, d. h. sie brauchen sich gegenseitig. Darum werden B-Vitamine meist kombiniert und in einem ausgewogenen Verhältnis zueinander angeboten, also beispielsweise mit 50 mg B_1, 50 mg B_2 und 50 mg B_6.

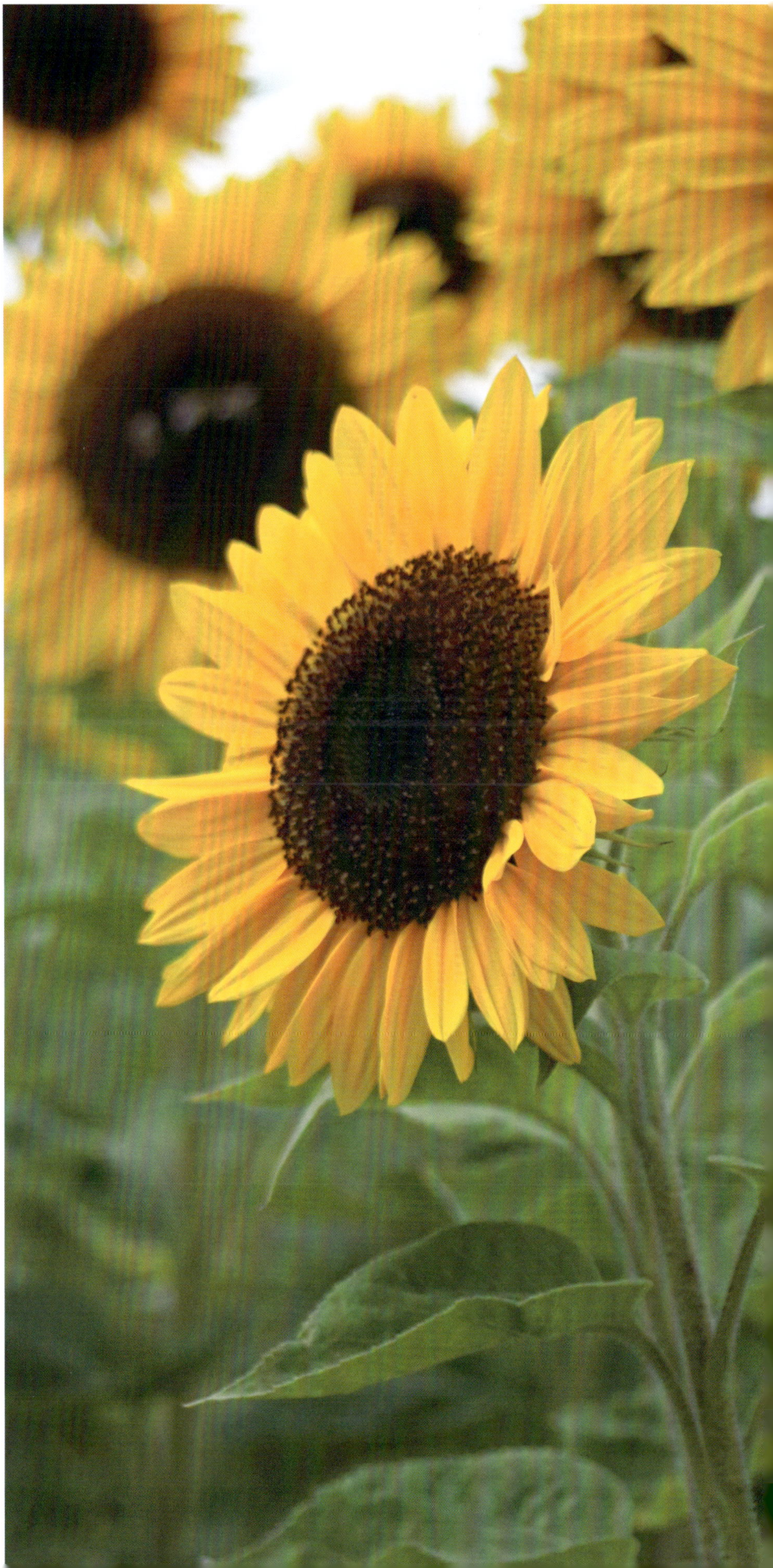

(Riboflavin, Lactoflavin)

Vitamin B_2

Unterstützend bei Migräne

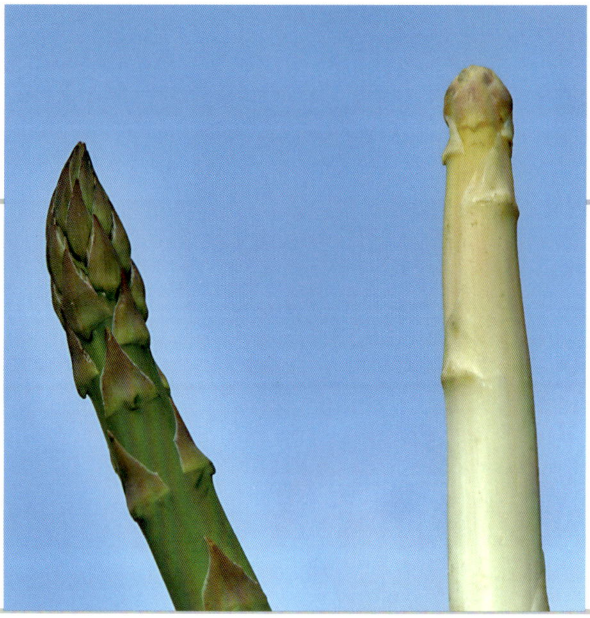

In der Migräne-Forschung wird vermutet, dass Migräne-Patienten an einer Unterversorgung des Hirnstoffwechsels mit Vitamin B_2 leiden können, die durch die Zuführung von entsprechend mehr Vitamin B_2 behoben oder gelindert werden kann. Eine Studie zeigte, dass die hochdosierte Einnahme von Vitamin B_2 (400 mg pro Tag) vor Migräne-Attacken schützen kann[3]. Darüber hinaus kann B_2 ein körpereigenes Schutzsystem in unserem Körper wieder leistungsfähig machen, das uns vor Freien Radikalen schützt: Das so genannte Glutathion, eine biochemische Substanz, die der Immunabwehr dient, aber durch Freie Radikale sehr leicht zerstört wird.

Welche Nahrungsmittel?
Milch, Käse, Fleisch, Fisch, Eier und Produkte aus dem vollen Korn. Ein halber Liter Milch liefert bereits 62 Prozent des Tagesbedarfs. Ebenso 100 g Hähnchenbrust. Aber auch Gemüse wie Brokkoli, Spargel und Spinat sind gute B_2-Lieferanten.

In der Küche
Kochen und Braten schaden dem Vitamin nicht, aber Licht kann zu Vitaminverlusten führen. Darum: Milch und Milchprodukte in lichtundurchlässigen Behältern aufbewahren.

WICHTIG ZU WISSEN

- **Vitamin B_2 kann das gesunde Wachstum in der Kindheit und Jugend unterstützen, körperlicher und geistiger Ermüdung vorbeugen und die Leber bei der Entgiftung von Chemikalien, Pestiziden und anderen Umweltgiften unterstützen.**
- **Bei schwangeren Frauen, die sich vegan ernähren, Vegetariern (Verzicht auf Milchprodukte) und Menschen mit einem hohen Alkoholkonsum können Vitamin B_2-Mangelerscheinungen eher auftreten.**

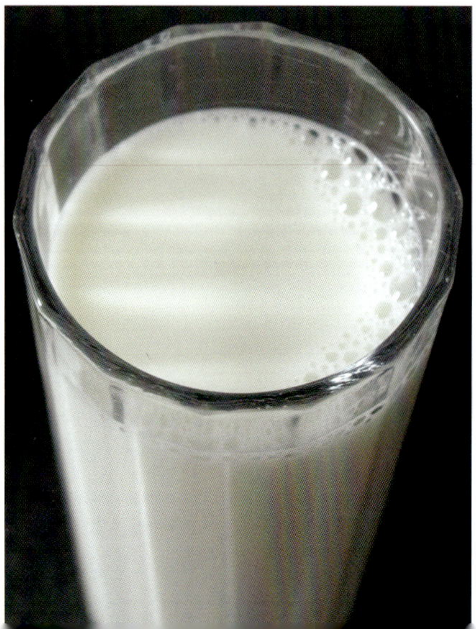

Wieviel?
1,7 mg[1] bis 200 mg[2] täglich

Vitamin B_2 wird aufgrund seiner gelben Farbe auch als Lebensmittelfarbstoff (E101) eingesetzt.

Gut versorgt? Hinweise auf einen Vitamin B_2-Mangel können diese Symptome sein:

- gerötete, brennende und lichtempfindliche Augen (Ein chronischer Mangel kann die Entstehung des Grauen Stars begünstigen.)
- schmerzhaft eingerissene Mundwinkel, eine schmerzende und violett gefärbte Zunge
- rote, schuppige und juckende Stellen auf der Haut (besonders um Nase, Mund, Ohren und Genitalien)
- Blutarmut, durch verminderte Produktion von roten Blutkörperchen
- Lustlosigkeit, Depression oder Persönlichkeitsveränderungen (können sogar eintreten, ohne dass Veränderungen auf der Haut und Schleimhaut sichtbar werden)

Vitamin B_3 ist besonders wichtig für unsere Haut. Das Vitamin regelt den Feuchtigkeitsgehalt der Haut und unterstützt das Bindegewebe. Darüber hinaus fördert es Konzentration, einen guten Schlaf und beeinflusst den Fettstoffwechsel. Möglicherweise kann Vitamin B_3 das als „gutes Cholesterin" bekannte HDL-Cholesterin erhöhen.

Vitamin B_3

(Niacin, Nicotinsäure oder PP-Faktor „pellagra-preventing-factor")

Tut der Haut gut!

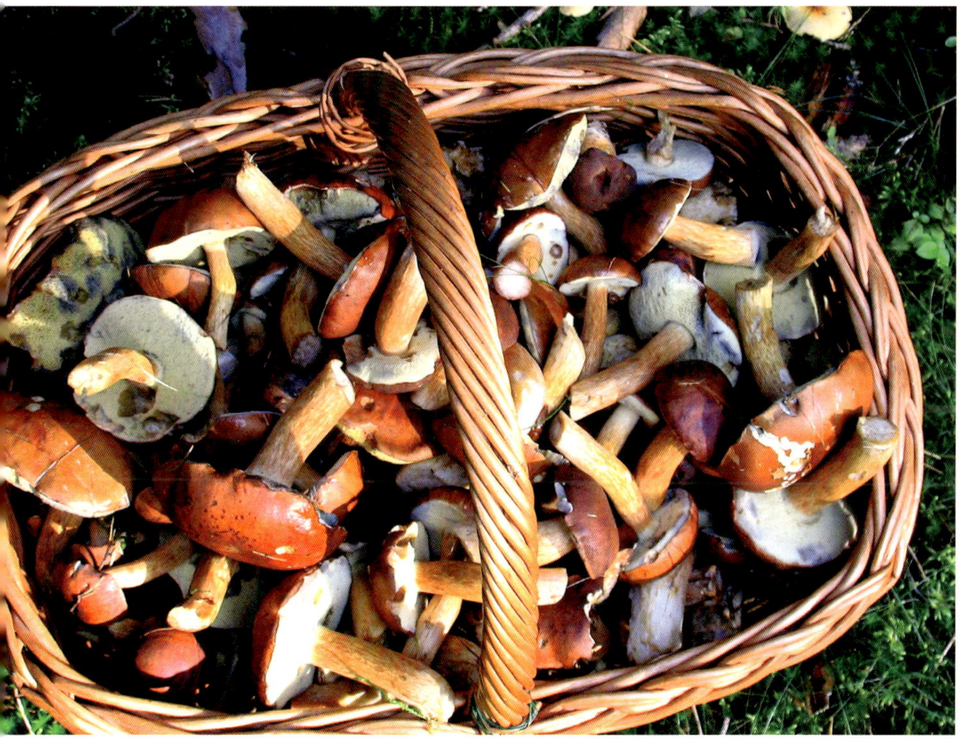

Welche Nahrungsmittel?
Gute Vitamin B_3-Quellen sind Geflügel, Wild, Fisch, Pilze, Milchprodukte und Eier. Daneben Leber, Kaffee, Vollkornprodukte und Avocados. Vegetarier, die sich vegan ernähren (Verzicht auf Milchprodukte), können ihren Bedarf beispielsweise aus Erdnüssen, Weizenkleie, Datteln, Champignons, Bierhefe, getrockneten Aprikosen und Hülsenfrüchten decken.

In der Küche
Gegenüber Hitze, Licht und Sauerstoff ist Vitamin B_3 weniger empfindlich als andere Vitamine der B-Gruppe.

WICHTIG ZU WISSEN

- **Bei schweren Durchfallerkrankungen und Verdauungsstörungen kann Vitamin B_3 unterstützend helfen.**
- **Alkohol und Psychopharmaka, die Diazepam enthalten, hemmen den Niacinstoffwechsel und können zu einem B_3-Mangel führen.**
- **Menschen, die unter chronischen Verdauungsstörungen leiden, können häufiger unter einem Mangel an Vitamin B_3 leiden.**

Gemeinsam besser
Vitamin B_3 wird in der Regel als Teil eines B-Komplex-Präparates eingenommen.

Niacin
wird auch als Nicotinsäure bezeichnet. Das Vitamin ist mit dem Gift aus Zigarettentabak zwar chemisch verwandt, hat in seiner Wirkung aber nichts mit der des Übeltäters gemein.

Die typische Vitamin B_3-Mangelkrankheit heißt Pellagra (= raue Haut). Ihre Symptome werden mit den „drei Ds" beschrieben: Dermatitis (Hautentzündung), Diarrhöe (Durchfall) und Demenz. Die Krankheit ist besonders in afrikanischen Ländern verbreitet, wo die Menschen sich hauptsächlich von Mais oder Hirse ernähren, jedoch nicht das spezielle Verfahren kennen, das die Vitamin B_3-Freisetzung in den Nahrungsmitteln bewirkt, damit der Körper es verwerten kann. Dazu muss der Mais nach der Ernte in Kalkwasser gelegt werden. Im Ursprungsland des Mais, in Mexiko, wissen die Menschen um dieses Problem und praktizieren das Verfahren bis heute.

Wieviel? 18 mg[1] bis 450 mg[2] täglich

Gut versorgt? Hinweise auf einen Vitamin B_3-Mangel können diese Symptome sein:

- spröde und rissige Haut
- Unruhezustände, depressive Verstimmungen

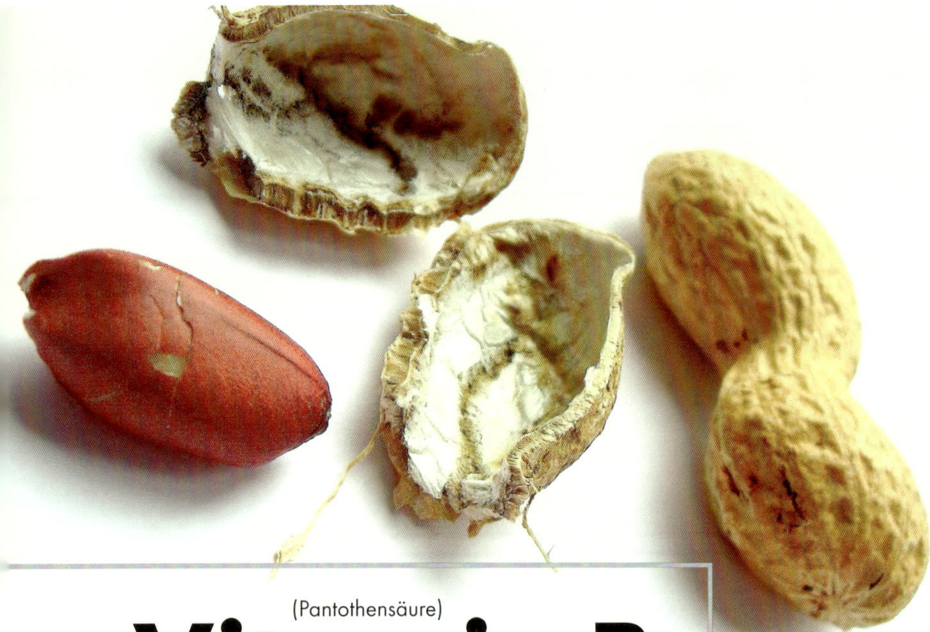

(Pantothensäure)

Vitamin B_5

Hilfreich bei Rheuma

Bei chronischen Entzündungen benötigt der Mensch ein Vielfaches mehr an Pantothensäure als im gesunden Zustand. Darum findet man beispielsweise bei Menschen mit rheumatoider Arthritis häufig auch einen Mangel an diesem Vitamin. Einige Ärzte verordnen ihren Rheumapatienten Vitamin B_5 als hoch dosierte Nahrungsergänzung in Kombination mit Vitamin C, um Gelenksteife und -schmerzen zu lindern.

Gegen frühes Ergrauen

Frühes Ergrauen und Haarausfall bringt man in Zusammenhang mit einem Mangel an Pantothensäure. Grund: Das Vitamin ist maßgeblich am Eiweißstoffwechsel beteiligt. Und ein guter Eiweißstoffwechsel ist unabdingbar für die Gesundheit von Haut und Haaren. Auch bei Stress kann die Einnahme von Pantothensäure vor dem sprichwörtlichen „sich die Haare raufen" bewahren. Denn sie kann ruhig und konzentriert machen. Auch Kinder mit Lernstörungen können von einer zusätzlichen Vitamin B_5-Zufuhr in Kombination mit anderen Vitaminen der B-Gruppe und Vitamin C profitieren.

Welche Nahrungsmittel?

Pantothensäure [pantothen (altgr.) = überall] kommt in fast allen Lebensmitteln vor. Besonders gehaltvoll sind Leber, Ei, Hering, Nüsse, Naturreis, Weizenkeime, Brokkoli.

In der Küche

Vitamin B_5 ist wasserlöslich und hitzeempfindlich . Darum verlieren Nahrungsmittel beispielsweise durch Kochen in Wasser bis zu 30 Prozent ihres Vitamin B_5-Gehalts.

Gut versorgt? Hinweise auf einen Mangel an Vitamin B_5 können diese Symptome geben:

- Häufiges Kribbeln oder Brennen in den Füßen
- niedriger Blutzuckerspiegel
- Infektionen der oberen Atemwege
- Niedergeschlagenheit
- Appetitlosigkeit, Müdigkeit
- gestörtes Blutbild
- Hautbeschwerden
- Haarausfall
- Nervosität

WICHTIG ZU WISSEN

Nach Operationen kann die Einnahme von Vitamin B_5 die Wundheilung beschleunigen, Entzündungen vorbeugen, nachoperative Schockzustände beseitigen und die Darmtätigkeit anregen. Auch bei Blutarmut (Anämie) kann das Vitamin unterstützend hilfreich sein.

Zusätzliche Pantothensäure kann helfen, Stress-Situationen besser zu bewältigen, Angst vor Prüfungen und Lampenfieber zu mildern.

Wieviel? 6 mg[1] bis 500 mg[2] täglich

Nahrungsergänzungsmittel

Präparate des Vitamin B-Komplexes enthalten im Allgemeinen zwischen 10 mg und 100 mg Pantothensäure.

(Pyridoxin, Pyridoxal, Pyridoxamid)

Vitamin B_6

Baustoff für die Muskeln

Vitamin B_6 ist bei Bodybuildern ebenso gefragt wie bei Menschen, die dem Alterungsprozess auf natürliche Weise entgegenwirken wollen. Das Vitamin gilt als Muskel aufbauend. Es sorgt im Körper dafür, dass das Nahrungseiweiß verstoffwechselt wird und als „Baustoff" verwertet werden kann. Außerdem ist Vitamin B_6 wichtig für die Bildung der so genannten Neurotransmitter. Das sind chemische Substanzen, die die Funktionen im Zentralen Nervensystem steuern. Dazu zählen Serotonin, Dopamin und Noradrenalin.

WICHTIG ZU WISSEN

Vitamin B_6 kann einem „Röntgenkater" (Übelkeit, Erbrechen, Kopfschmerzen, Erschöpfungszustände nach der Behandlung mit Röntgenstrahlen) entgegen wirken. Es kann auch bei der Regeneration von Nervenschäden, zum Beispiel bei Gehirnhautentzündung, Gehirnerschütterung und Gehirnblutung helfen. Auch bei der Behandlung der Reisekrankheit beim Menschen und bei Haustieren kann die Einnahme von Vitamin B_6 hilfreich sein. Fragen Sie Ihren Arzt!

Gut versorgt? Ein Mangel an Vitamin B_6 kann sich in diesen Symptomen ausdrücken:

- Krampfzustände in unregelmäßigen Abständen, vor allem auch bei Säuglingen
- Appetitlosigkeit, Erbrechen, Durchfall
- Hautausschlag und trockene Haut
- Nervosität und Schlafstörungen
- Prämenstruelles Syndrom (PMS)
- Blutarmut (Anämie), da der erste Schritt zur Bildung des Blutfarbstoffes – eines Eiweißstoffes – von einem B_6-haltigen Coenzym abhängig ist

Welche Nahrungsmittel?

Vitamin B_6 ist in fast allen Lebensmitteln in geringen Mengen enthalten. Reich an B_6 sind Rinderleber und Lachs. Auch Makrele und Sardine sind gute B_6-Quellen. Mit einer Banane nehmen Sie ca. 0,55 mg Vitamin B_6 zu sich, mit einer Avocado ca. 0,8 mg und mit einer Paprika immerhin ca. 0,4 mg Vitamin B_6.

Die B-Vitamine funktionieren eng verzahnt miteinander, unterstützen sich gegenseitig in ihrer Wirksamkeit und sind zum Teil sogar voneinander abhängig. So braucht der Körper zum Beispiel Vitamin B_6 um das Vitamin B_3 aus Tryptophan zu produzieren. Und Vitamin B_6 braucht einen angemessenen Vitamin B_2-Status, damit es aktiv werden kann.
Vitamin B_6 sollte in gleichen Mengen mit B_1, B_2 und B_{12} eingenommen werden.

In der Küche

B_6 geht durch Hitze, Luft und Lagerung verloren. Braten, Kochen, Konservieren und Tiefkühlen können bis zu 90 Prozent des Vitamin B_6-Gehaltes in Nahrungsmitteln zerstören.

B_6 und Folsäure

B_6 kann das Risiko für koronare Herzerkrankungen bei Frauen senken.[4] Im Zusammenwirken mit Folsäure kann Vitamin B_6 das Herzinfarktrisiko erheblich senken, indem diese Kombination für den Abbau der Aminosäure Homocystein im Körper sorgt.[4]

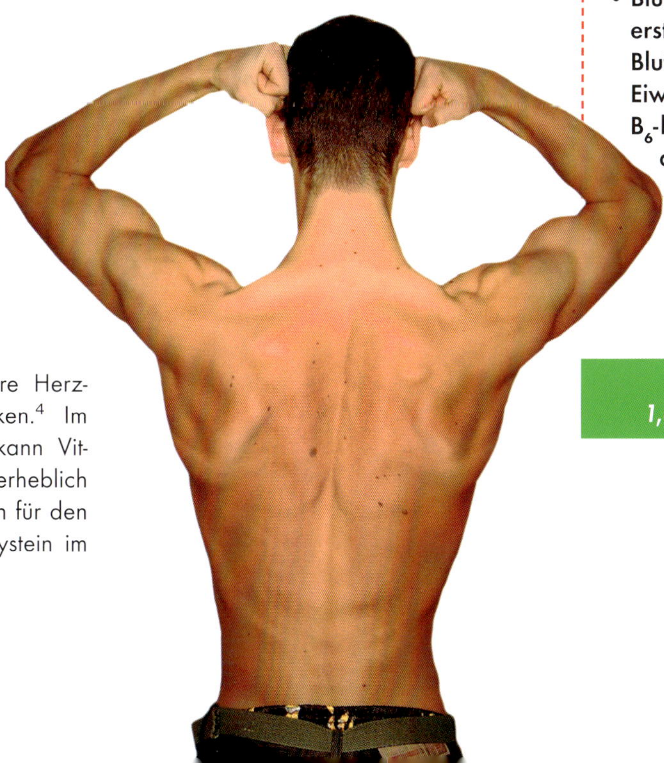

Wieviel?
1,6 mg[1] bis 200 mg[2] täglich

(Folacin, Folat, Vitamin B_9, Vitamin B_C)

Folsäure

Schützt Herz und Gefäße

Folium ist der lateinische Name für Blatt. Und tatsächlich wurde Folsäure das erste Mal aus mehreren Tonnen Spinatblättern isoliert. Das war 1941. Bis heute weiß man eine Menge über die Funktionen von Folsäure. Folsäure hat eine Schutzwirkung für das ungeborene Leben im Mutterleib. Sie hilft Kindern und Jugendlichen in der Wachstumsphase und kann Erwachsene vor den Folgen der Gefäßverkalkung schützen, wie beispielsweise dem Herzinfarkt. Experten gehen davon aus, dass sich bei Folsäuremangel das Herzinfarktrisiko verdoppelt![5]

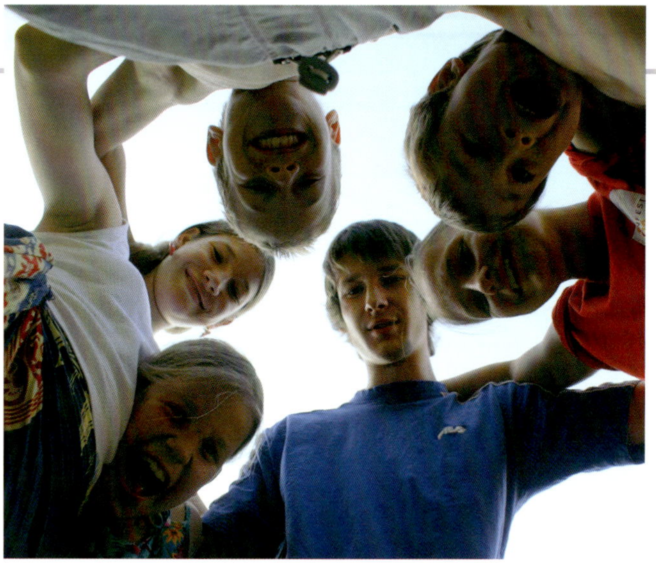

Risikofaktor Homocystein
Erhöhte Homocystein-Spiegel im Blut stellen einen Risikofaktor für Herz-Kreislauf-Erkrankungen dar. Dem liegt ein chronischer Vitamin B-Mangel zugrunde, denn Homocystein kann beim Fehlen von Folsäure, Vitamin B_6 und Vitamin B_{12} nicht abgebaut werden. Dadurch steigen die Homocysteinwerte an und führen zu Arterienverkalkung. Zusätzliches Vitamin B_6, B_9 und B_{12} kann die Homocysteinwerte um 50 bis 60 Prozent senken.[5] Damit sinkt auch das Herzinfarktrisiko drastisch.

Gut versorgt? Hinweise auf einen Mangel an Folsäure im Körper können diese Symptome sein:

- **Blutarmut (Anämie) in Verbindung mit schneller Ermüdung, Schwäche und Kurzatmigkeit**
- **Schleimhautveränderungen, zum Beispiel in Lunge, Bronchien, Gebärmutter und Darm**
- **Infektanfälligkeit**
- **Appetitverlust und Durchfall**
- **wunde Zunge**
- **Reizbarkeit und Aggressivität, Gedächtnisschwäche, Angstzustände und Depressionen**

Wo kann Folsäure helfen?
- bei Kinderwunsch (Folsäure fördert die Fruchtbarkeit bei Frau und Mann)
- bei hohen Homocystein-Werten im Blut, die als Risikofaktor für Arteriosklerose gelten
- generell in Wachstumsphasen, da Folsäure für Zellvermehrung und Zellwachstum unentbehrlich ist
- bei Krankheiten und Immunleiden, denn Folsäure hilft bei der Bildung von Antikörpern
- um das Ergrauen der Haare zu verzögern. Hierfür kann Folsäure gemeinsam mit Pantothensäure und Paraaminobenzoesäure (PABS) eingenommen werden

WICHTIG ZU WISSEN
Die Einnahme bestimmter Medikamente (zum Beispiel Beruhigungs- und Schlafmittel und die Pille) kann einen Folsäure-Mangel verursachen. Fragen Sie Ihren Arzt.

Wieviel?
150 µg[1] bis 400 µg[2] täglich

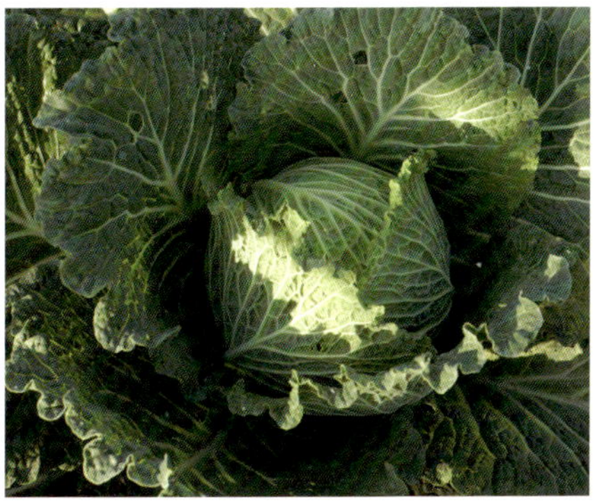

Welche Nahrungsmittel?

Folsäurereiche Lebensmittel sind Wirsing, Rosenkohl und Spinat, Weizenkeime und Vollkornbrot, aber auch Apfelsinen und Bananen. Bei den tierischen Lebensmitteln enthält Rinderleber besonders viel Folsäure.

In der Küche

Folsäure ist das empfindlichste Vitamin überhaupt. Lagerung und Kochen der Nahrungsmittel führen zu Folsäureverlust.

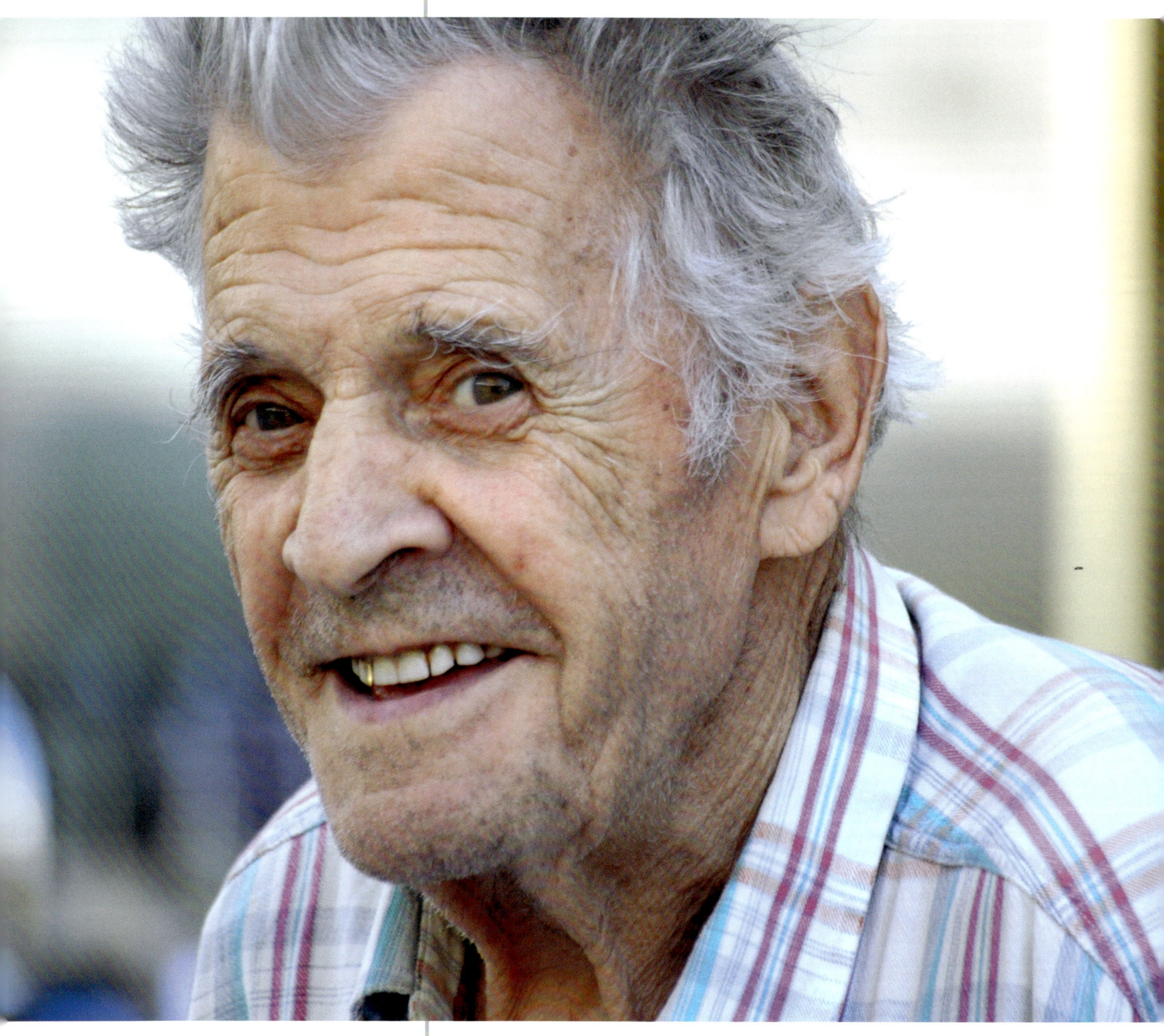

Tipp

***Test auf Homocystein:* Ob ein B_{12}-Mangel vorliegt, kann der Arzt über die Homocysteinwerte im Blut feststellen.**

(Cobalamin)

Vitamin B_{12}

Purpurnes Lebenselixier

Als entdeckt wurde, dass Vitamin B_{12}-Mangel zu einer bestimmten Art von Blutarmut führen kann, wurde die Behandlung dieser Blutarmut möglich und vielen tausend Menschen konnte das Leben gerettet werden. Bei solchen Menschen kann ein B_{12}-Mangel dadurch entstehen, dass ihre Magenschleimhäute einen bestimmten Stoff nicht produzieren, der für die Aufnahme des Vitamins aus dem Magen-Darm-Kanal unerlässlich ist. Zu diesem Mangel kann es kommen, wenn eine chronische Entzündung im Magen vorliegt oder gar der Magen entfernt werden musste.

Gut versorgt? Hinweise auf einen B_{12}-Mangel können diese Symptome sein:

- Taubheit und Kribbeln an Händen und Füßen
- Verstopfung und Appetitlosigkeit
- Konzentrationsstörungen und Müdigkeit
- schlechtes Sehen
- Gereiztheit, Aggressivität, Verwirrungen, Depressionen (Störungen des Zentralnervensystems)
- gestörte Bildung der roten Blutkörperchen
- schwache Immunabwehr
- blassgelbe Gesichtsfarbe
- Verlust des Tastsinns
- unsicherer Gang und schlechte Koordination der Muskulatur

Wo kann B_{12} helfen?

- zur Besserung der Altersdemenz-Symptome (Verwirrungszustände, Gedächtnisschwund)
- zur Senkung eines erhöhten Homocystein-Spiegels (Arterioskleroserisiko), da B_{12} an der Umwandlung der toxischen Aminosäure beteiligt ist
- bei erhöhtem Stress, nach Operationen und in der Rekonvaleszenz; Vitamin B_{12} kann Appetit, Kraft und Energie steigern
- zur Linderung von Menstruationsbeschwerden, am besten in Kombination mit anderen Vitaminen des B-Komplexes
- bei Allergien, Asthma und Hautekzemen
- zur Besserung von Nervenschmerzen, -entzündungen und -erkrankungen
- zur unterstützenden Behandlung der Multiplen Sklerose
- zur Regulierung von Stimmungsschwankungen, Konzentrationsschwäche und Reizbarkeit

Welche Nahrungsmittel?

B_{12} wird vor allem in der Leber gespeichert. Darum sind zum Beispiel Rinder- und Kalbsleber hochwertige B_{12}-Quellen. Aber auch Hering, Eier, Milch, Joghurt und Käse liefern Vitamin B_{12}.

In der Küche

Obwohl frische Pflanzenprodukte keine Cobalamine enthalten, entsteht Vitamin B_{12} durch Milchsäuregärung in auf diese Weise konserviertem Gemüse. Bekannte milchsaure Gemüseprodukte sind Sauerkraut, saure Bohnen, Salzgurken oder Oliven. Ein weiterer pflanzlicher Vitamin B_{12} – Lieferant sind Algen (z.B. Spirulina, Chlorella und AFA). Durch diese Lebensmittel ist es auch jenen Menschen möglich sich ausreichend mit Vitamin B_{12} zu versorgen, die keine tierischen Produkte konsumieren.

Wieviel? 3 µg[1] bis 500 µg[2] täglich

WICHTIG ZU WISSEN

Ältere Menschen können von Vitamin B_{12}-Injektionen profitieren, denn mit zunehmendem Alter verschlechtert sich die Aufnahmefähigkeit von Vitamin B_{12} aus der Nahrung erheblich. Injektionen werden routinemäßig von Ärzten angeboten. Injektionen mit B_{12} können auch notwendig sein, wenn eine chronische Magen-Darm-Erkrankung vorliegt, wie zum Beispiel Morbus Crohn. Denn B_{12} wird im Dünndarm verwertet.

Eine vegetarische Ernährungsweise und einseitige Ernährung können unter Umständen zu einem Mangel an B_{12} führen. Der körpereigene Bestand an Vitamin B_{12} reicht bei völliger Zufuhrsperre für cirka 1.000 Tage.

Patienten, die regelmäßig Schmerzmittel einnehmen, zum Beispiel Rheumatiker, können einen B_{12}- und Folsäure-Mangel entwickeln.

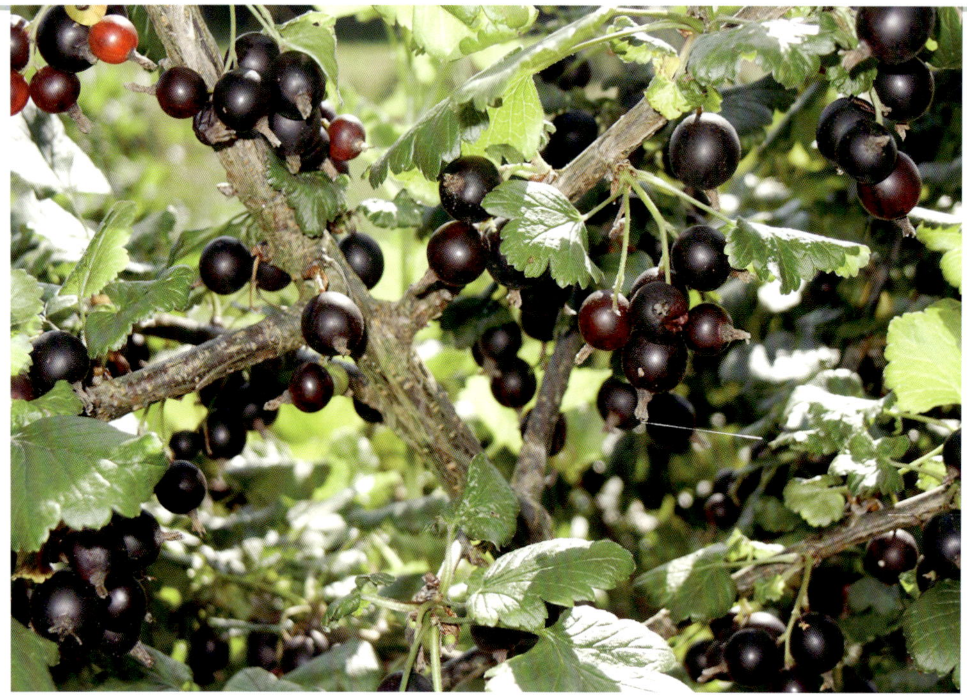

(Ascorbinsäure, L-(+)-Ascorbinsäure, Ascorbat)

Vitamin C

Ein wasserlösliches Antioxidans

GESCHICHTE
Bereits 1747 fand der Schiffsarzt James Lind heraus, dass Vitamin C die bei Seefahrern auftretende Krankheit Skorbut, eine gefährliche Vitamin C-Mangelkrankheit, heilen kann.

Vitamin C kann Freie Radikale unschädlich machen, die unsere Zellen schädigen und unser Immunsystem belasten können. Bei vielen Zivilisationskrankheiten wie Rheuma, Krebs, Asthma und Arteriosklerose spielen Freie Radikale eine Hauptrolle bei der Entstehung und Entwicklung.

Forscher konnten nachweisen, dass hohe Vitamin C-Konzentrationen Krebszellen in der Zellkultur zum Absterben bringen. Die dafür notwendigen Dosen sind allerdings so hoch, dass diese nicht auf natürlichem Wege zugeführt werden können. Es ist derzeit Gegenstand der Forschung, ob durch Vitamin C-Infusionen das Krebswachstum gehemmt werden kann.

Wo kann Vitamin C helfen?

- bei Augenleiden wie zum Beispiel Katarakt (Grauer Star), Glaukom und Makuladegeneration
- bei Diabetes mellitus (Zuckerkrankheit)
- bei Bluthochdruck
- bei chronischen Gelenkerkrankungen, wie etwa Arthritis und Rheuma
- bei Hautleiden, wie zum Beispiel Ekzemen
- bei Allergien, wie Heuschnupfen und allergischem Asthma
- bei Störungen der weiblichen und männlichen Fortpflanzungsorgane
- beim chronischen Müdigkeitssyndrom
- bei Alterungserscheinungen und degenerativen Erkrankungen
- bei psychischen Leiden, wie Nervosität und Konzentrationsmangel
- bei Depressionen

Welche Nahrungsmittel?
Entgegen der landläufigen Meinung, dass Zitrusfrüchte wie Orangen und Zitronen den höchsten Vitamin C-Gehalt aufweisen, hat jedoch die Kiwi einen nahezu doppelt so hohen Gehalt an Vitamin C. Den höchsten Gehalt hat die Schwarze Johannisbeere. Beim Gemüse sind der gelbe Gemüsepaprika und der Kohl Spitzenreiter im Vitamin C-Gehalt:

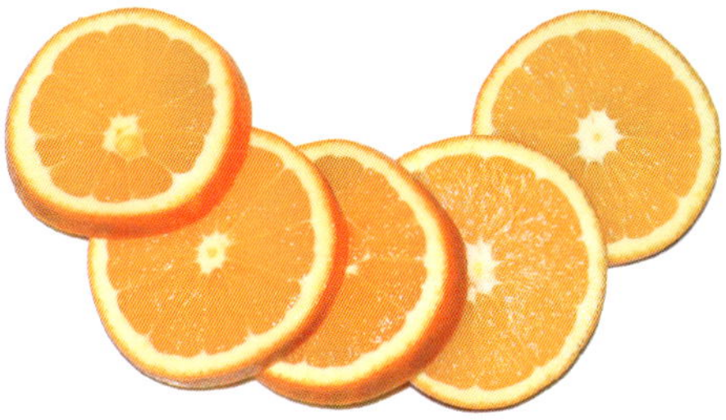

Vitamin C-Gehalt in Nahrungsmitteln je 100 Gramm

Obst	mg
Schwarze Johannisbeeren	189
Kiwi	100
Apfelsine	50
Gemüse	mg
Paprika, gedünstet	105
Brokkoli	115
Kartoffel, gekocht	14

In der Küche
Kohlgemüse kann – wenn es nur kurz gekocht wird – mehr Vitamin C enthalten, als im rohen Zustand.

Gut versorgt? Hinweise auf einen Vitamin C-Mangel können diese Symptome sein:

- Infektanfälligkeit
- Erschöpfungszustände und Kraftlosigkeit
- Augenleiden, wie zum Beispiel der Katarakt (Grauer Star)
- schlechte Wundheilung
- Neigung zu blauen Flecken
- Nervosität und Gereiztheit

Wieviel? 75 mg[1] bis 2.000 mg[2]

WICHTIG ZU WISSEN

Eine Studie an 112 kanadischen Soldaten ergab, dass die tägliche Zufuhr von 1.000 mg Vitamin C gegenüber einer Kontrollgruppe, die kein Vitamin C einnahm, die Dauer einer Erkältung um fast 70 Prozent senkte. (Bland J., 1995)

Vitamin C kann die Ergebnisse von bestimmten Laboruntersuchungen verändern, so dass der Arzt informiert werden muss, wenn zusätzlich Vitamin C eingenommen wird und entsprechende Laboruntersuchungen anstehen.

Patienten, die Cortisonpräparate einnehmen, haben einen erhöhten Vitamin C-Bedarf.

Nahrungsergänzungsmittel

Vitamin C kann in Nahrungsergänzungsmitteln in natürlicher Form vorliegen, wird aber auch synthetisch hergestellt. Dabei werden gentechnisch veränderte Mikroorganismen eingesetzt. Dieses Verfahren trägt dann die Bezeichnung GMO-VC. Dieses Herstellungsverfahren erlaubt eine kostengünstigere Produktion als die Verwendung von natürlichem Vitamin C. Da Vitamin C schnell ausgeschieden wird, gibt es auch Einnahmeformen, die Vitamin C langsam freisetzen und damit für einen anhaltenden höheren Blutspiegel sorgen können.

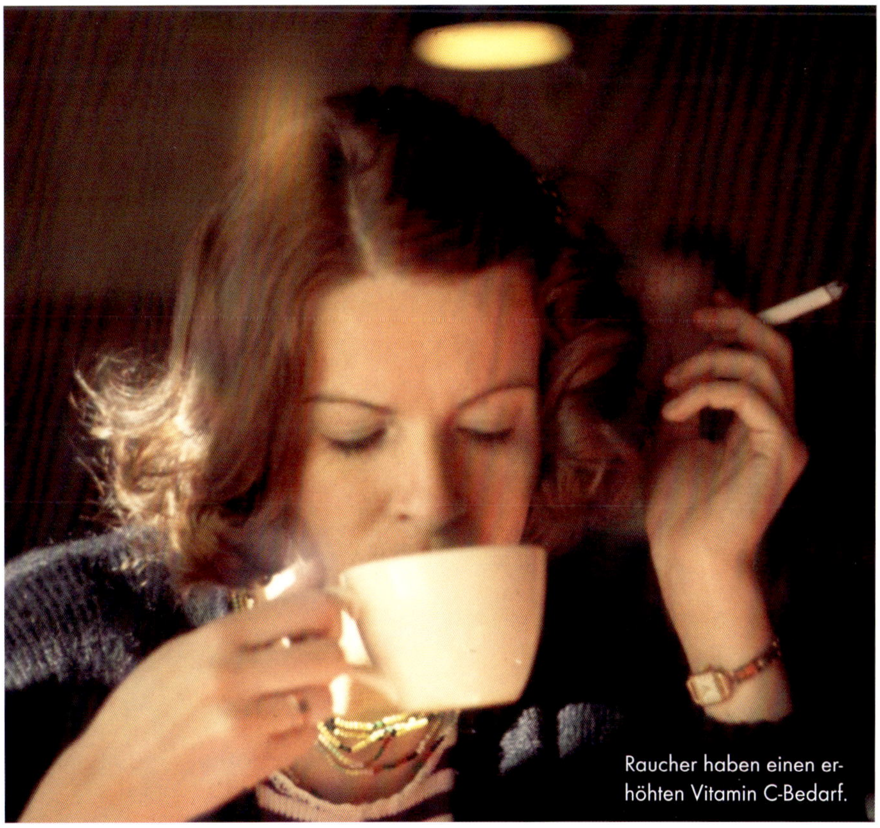

Raucher haben einen erhöhten Vitamin C-Bedarf.

(Tocopherol)

Vitamin E

Das Herzschutz-Vitamin

Neben Vitamin A und C ein wichtiges Antioxidans: Alpha-Tocopherol, das auch als Vitamin E bekannt ist. Vitamin E kann die Blutfette schützen, indem es – an den Fettmolekülen haftend – auf dem Transport durch die Blutbahnen Freie Radikale abfängt. So kann es die Blutfette davor bewahren zu oxidieren, ranzig zu werden und sich als Plaque an den Arterienwänden abzulagern. Dieser Oxidationsprozess gilt als Wegbereiter für arterielle Verschlusskrankheiten wie Herzinfarkt und Schlaganfall, aber auch für Zellalterung und Krebs. Die Zufuhr von 100 bis 200 Milligramm Vitamin E täglich kann das Risiko für Herz-Kreislauf-Erkrankungen um mehr als ein Drittel senken[6,7].

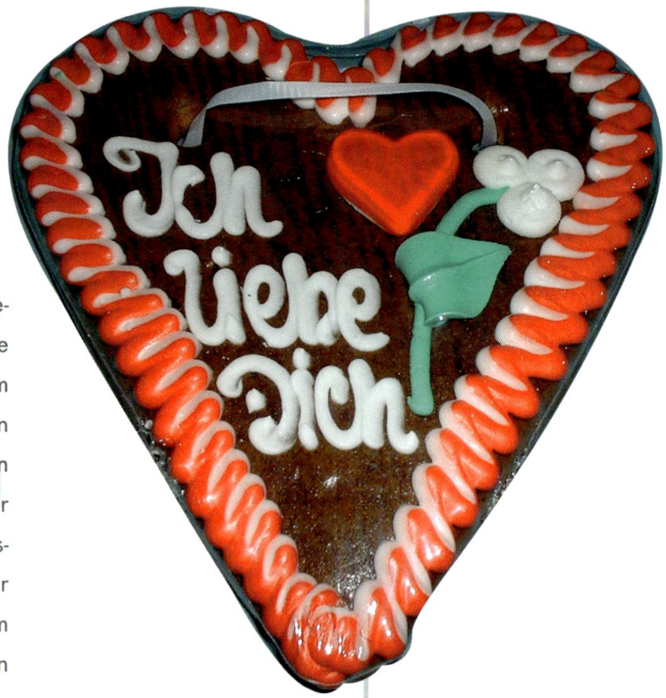

So kann Vitamin E schützen:

- es kann dafür sorgen, dass die Blutplättchen nicht verkleben. Somit kann Thrombosen und der Plaquebildung entgegengewirkt werden
- es kann das Blut dünnflüssiger machen, so dass es leichter durch verengte Gefäße fließen kann
- es kann Einfluss auf die Blutgerinnung nehmen, ohne bei normaler Zufuhr das Blutungsrisiko bei gesunden Menschen zu erhöhen
- es kann Entzündungen entgegen wirken und die Wirkung von Schmerzmitteln unterstützen, die Rheumatiker häufig einnehmen (Diclofenac)

Welche Nahrungsmittel?

Pflanzliche Öle. Bei der Wahl des Öls sollte auf ein ausgewogenes Verhältnis von Omega 3- zu Omega 6-Fettsäuren geachtet werden (s. Kapitel „Heilende Öle"). Gute Vitamin E-Quellen sind aber auch Vollkorngetreide, Nüsse, Spinat und Mangold. Weißbrot und Brötchen enthalten so gut wie kein Vitamin E mehr, weil das Vitamin bei der Verarbeitung von Weizen zu Auszugsmehl verloren geht. Es wird daher oftmals künstlich hinzugesetzt. Tiefkühlkost, die über zwei Monate eingefroren war, hat ihren Vitamin E-Gehalt ebenfalls weitestgehend eingebüßt.

In der Küche

Hochwertige Pflanzenöle sind in nicht erhitzter Form am wertvollsten für den Körper.

Wieviel? 12 mg[1] bis 800 mg[2] täglich

WICHTIG ZU WISSEN

- **Qualitativ gute Vitamin E-Präparate enthalten natürliches Vitamin E (RRR-Alpha-Tocopherol)**
- **Hohe Dosen Vitamin E können die Wirkung von blutverdünnenden Medikamenten verstärken. Vor und nach Operationen sollte daher kein Vitamin E eingenommen werden (ca. zwei Wochen).**

Gut versorgt? Patienten mit Herzinfarkt oder Krebserkrankungen können einen niedrigen Vitamin E-Spiegel haben! Auf einen Vitamin E-Mangel können nachstehende Symptome hinweisen:

- Muskelschwäche
- gestörte Reflexe
- Altersflecken
- Sehstörungen
- Konzentrationsstörungen und Müdigkeit

Wo kann Vitamin E helfen?

- um Schadstoffe aus der Umwelt unschädlich zu machen (durch Luftverschmutzung, Strahlung, Pestizide, Zigarettenrauch)
- um die körperliche Leistungsfähigkeit zu unterstützen
- bei Diabetes, um dem Risiko für Spätfolgen, wie etwa Augenerkrankungen vorzubeugen
- bei Verbrennungen und Hauterkrankungen, um die Narbenbildung gering zu halten und den Heilungsprozess zu beschleunigen (durch Verringerung von oxidativem Stress)
- zur Prävention und Akutbehandlung von Herz-Kreislauf-Erkrankungen, wie etwa arteriellen Verschlusskrankheiten
- bei Rheuma und Arthritis (Vitamin E wirkt entzündungshemmend und verbessert die Beweglichkeit der Gelenke)
- zur Vorbeugung und Behandlung von Augenerkrankungen, wie etwa dem Katarakt (Grauer Star) und Alterssehschwäche
- bei frühzeitigem Altern (Vitamin E verzögert das durch Oxidation bedingte Altern der Zellen)
- bei geplanter Schwangerschaft (Vitamin E fördert die Fruchtbarkeit und kann bei der Vorbeugung von Fehlgeburten hilfreich sein)
- bei hormonellen Veränderungen (Klimakterium)
- bei prämenstruellen Beschwerden (Vitamin E kann nervöse Spannungen, Schwellung und Empfindlichkeit der Brüste, Abgespanntheit, Heißhunger-Attacken, Depressionen und Schlaflosigkeit mildern, die mit den Monatsblutungen einhergehen)
- um das Stressempfinden zu reduzieren

MONICA-Studie

Die MONICA-Studie der Weltgesundheitsorganisation, die in 16 europäischen Ländern durchgeführt wurde, bestätigt: In 87 Prozent der Fälle konnte ein Zusammenhang zwischen dem Herzinfarktrisiko und zu niedrigen Vitamin E- und Vitamin C-Werten im Blut hergestellt werden.

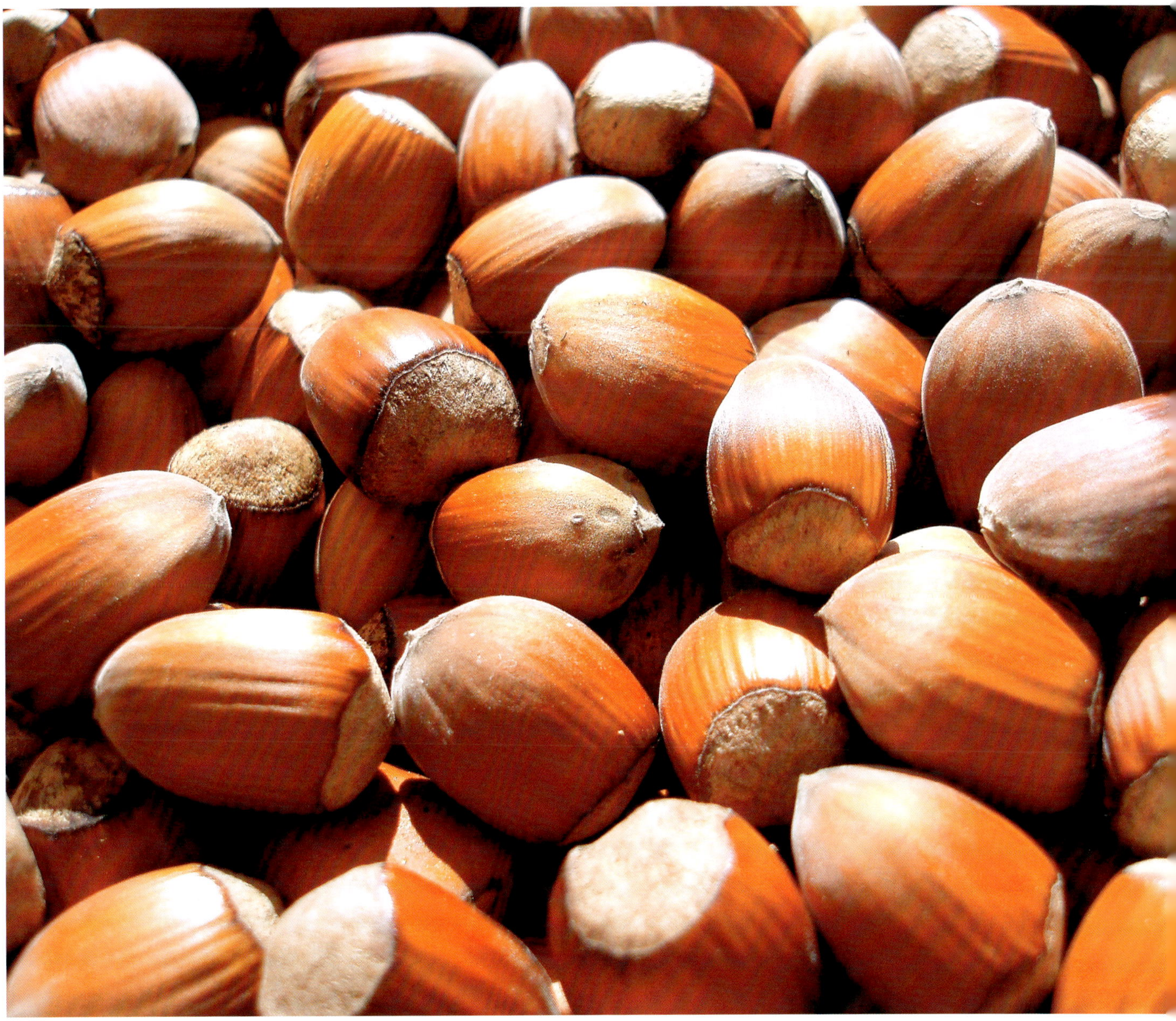

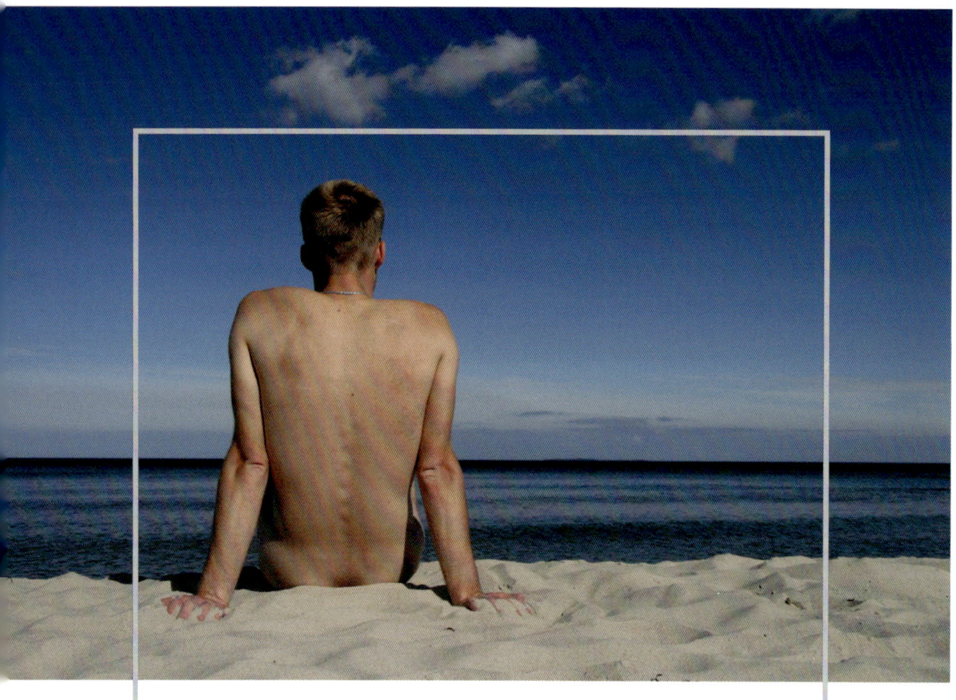

Während eines 10-minütigen Sonnenbades an einem Sommermittag auf 42 Grad Breite in Meereshöhe (Boston, Barcelona oder Rom) produziert der Körper hellhäutiger Menschen bis zu 20.000 I.E. Vitamin D_3. Dunkelhäutige benötigen für diese Dosis 10mal länger.

Vitamin D_3

Das Sonnenvitamin

Zu viel Sonne kann den schwarzen Hautkrebs verursachen. Zu wenig Sonne kann aber auch schädlich sein, da unser Körper das Sonnenlicht benötigt, um Vitamin D_3 zu produzieren. Das Vitamin ist wichtig für starke Knochen, Muskeln und gute Nerven, kann aber auch einer Darmkrebserkrankung vorbeugen. Schwangere und stillende Mütter, Säuglinge und Senioren haben einen höheren Vitamin D_3-Bedarf. Sonnenschutzmittel, Smog und Bewölkung können das für die Vitamin D_3-Synthese wichtige UVB-Licht absorbieren und damit die körpereigene Vitamin D_3-Produktion herabsetzen. Für bestimmte Personen kann eine zusätzliche Vitamin D_3-Gabe in den Wintermonaten sinnvoll sein.

Studienergebnisse zu Vitamin D_3

➤ US-Mediziner fanden heraus, dass im sonnigen Süden der USA nicht einmal halb so viele Fälle von Darmkrebs entstehen wie in den trüberen Nordstaaten, in denen zudem Smog von der Industrie einen Teil der ultravioletten Strahlung von den Menschen fernhält. Es bestehen Hinweise darauf, dass es einen Zusammenhang gibt zwischen Sonnenmangel und der Entstehung von Darmkrebs.[8] Weiter lassen Untersuchungen vermuten, dass bei Patientinnen, die wegen Brustkrebs behandelt werden, Vitamin D_3 die Rückfallshäufigkeit reduzieren konnte.[8]

➤ Amerikanische Studien haben belegt, dass die Supplementierung von Calcium und Vitamin D_3 über Tabletten bei Personen unter starker körperlicher Belastung das Frakturrisiko um 25% senken kann.[9]

GESCHICHTE

Vitamin D_3 (Cholecalciferol, kurz Calciol) ist kein echtes Vitamin, da der Körper es unter Einwirkung von Sonnenlicht selber bilden kann. Die Bezeichnung „Vitamin" erhielt es aus historischen Gründen, weil es die vierte Substanz war, die man im Jahre 1919 nach Vitamin A, B und C entdeckte, auf der Suche nach einem Heilmittel für Rachitis, einer verbreiteten Erkrankung bei Kindern, die zu weichen Knochen und Deformierungen führte. Man entdeckte damals, dass an Rachitis erkrankte Kinder durch die Bestrahlung mit Sonnenlicht gesund wurden, ebenso durch die Zuführung von Lebertran (Fischöl), das Vitamin D_3-haltig ist.

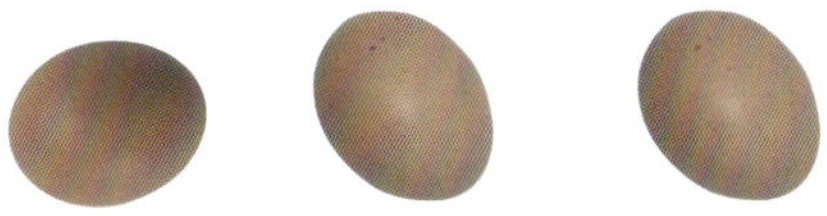

Welche Nahrungsmittel?

Ein Ei liefert etwa 40 I.E. Vitamin D_3. Fette Fischsorten wie Lachs enthalten etwa 640 I.E. Bei den Inuit, den Bewohnern der Arktis, wird die Vitamin D_3-Versorgung allein durch den hohen Fettfischkonsum gedeckt. In den USA und Kanada wird die Trinkmilch regelmäßig mit Vitamin D_3 angereichert. In Großbritannien, Irland und Australien dürfen Frühstückscerealien und Margarine mit Vitamin D_3 angereichert werden.

Wieviel? 400 I.E.[1,2] täglich

In der Küche

Die Nahrung spielt bei der Vitamin D_3-Versorgung eine geringe Rolle, da nur wenige Nahrungsmittel nennenswerte Vitamin D-Mengen enthalten.

WICHTIG ZU WISSEN

- **Zur Ermittlung des Vitamin D_3-Status wird die Serumkonzentration von 25(OH)Vitamin D_3 im Blut gemessen. Normal sind zwischen 30 - 60 ng/ml.**
- **Calcium verbessert die Vitamin D_3-Aufnahme, darum ist eine kombinierte Einnahme sinnvoll.**

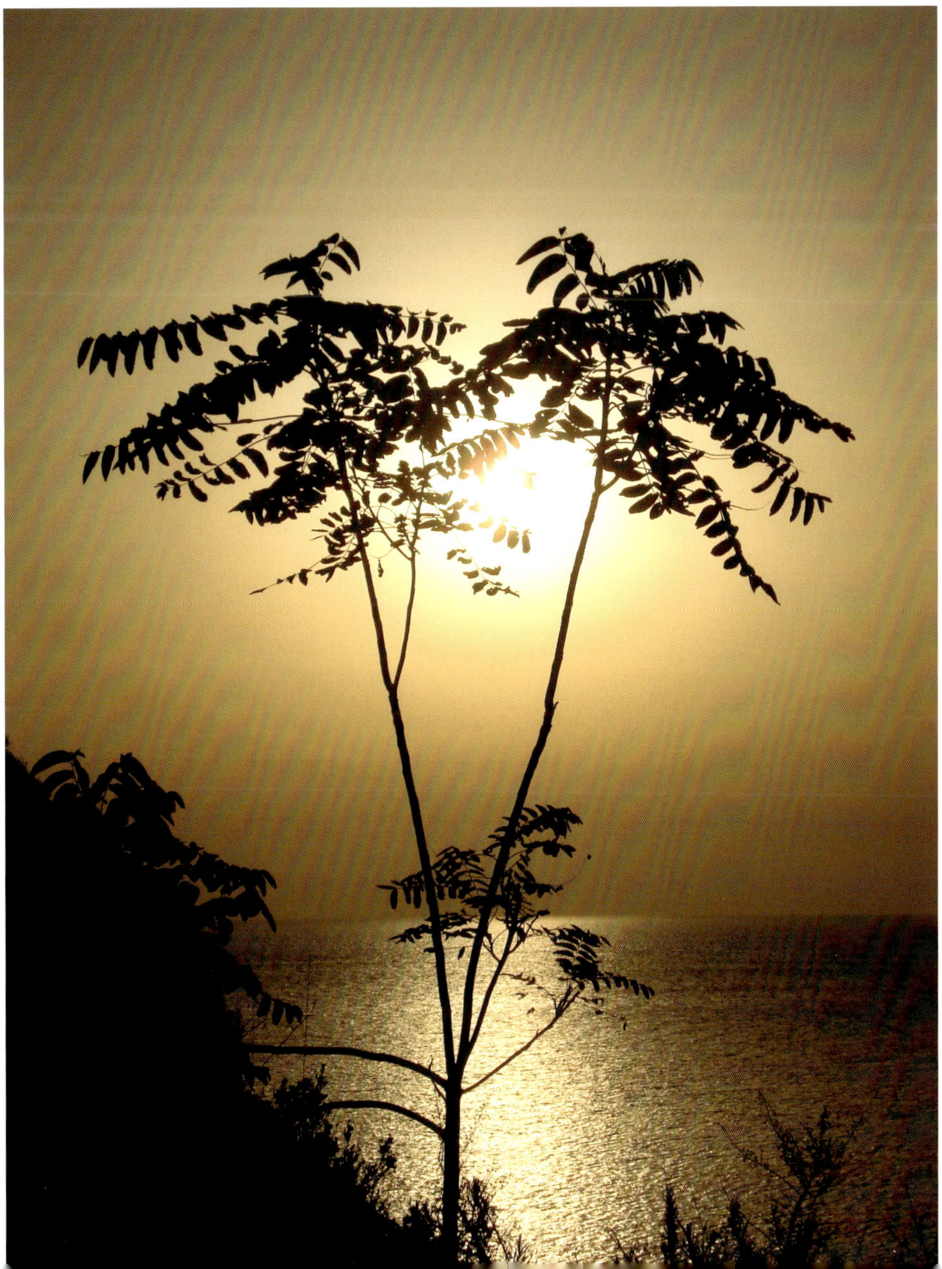

Hilfe, wenn die Haut schuppt

Vitamin D_3 reguliert im Körper auch die Zellteilung. Diese Eigenschaft des Vitamin D_3 wird zum Beispiel in der Behandlung von Psoriasis (Schuppenflechte) genutzt, da es die Normalisierung der Entwicklung und Reifung der Hautzellen unterstützen kann. Da Vitamin D_3 nicht die Ursache der Psoriasis behebt, kann die Hauterkrankung nach Absetzen des Vitamin D_3-Präparates nach kurzer Zeit aber wieder auftreten.

UVB-Strahlen

Forscher meinen, dass die ausreichende Vitamin D_3-Produktion nördlich des 52. Breitengrades (etwa auf der Höhe von Edmonton, London, Düsseldorf, Berlin) etwa 6 Monate lang (von Oktober bis März) durch den niedrigen Sonnenstand nicht gewährleistet ist. Durch das schräg einfallende Sonnenlicht werden die kurzwelligen UVB-Strahlen nahezu völlig absorbiert.

Nahrungsergänzungsmittel

Nahrungsergänzungsmittel können als Wirkstoffbasis Cholecalciferol (Vitamin D_3) oder Ergocalciferol (Vitamin D_2) enthalten. Letzteres wird künstlich über die Bestrahlung von Hefepilzen gewonnen. Vitamin D_3-Präparate gibt es zum Beispiel in Kombination mit Calcium, aber auch als Monopräparat, zum Beispiel in Form von Lebertrankapseln. Die meisten enthalten circa 400 I.E. Vitamin D_3.

Gut versorgt? Hinweise auf einen Vitamin D_3-Mangel können diese Symptome sein:

- Infektanfälligkeit
- Müdigkeit und Muskelschwäche
- Schlafstörungen und nervliche Schwächen wie Reizbarkeit

(Phyllochinon, Menachinon, Menadion)

Vitamin K

Für Knochen und Blutgerinnung

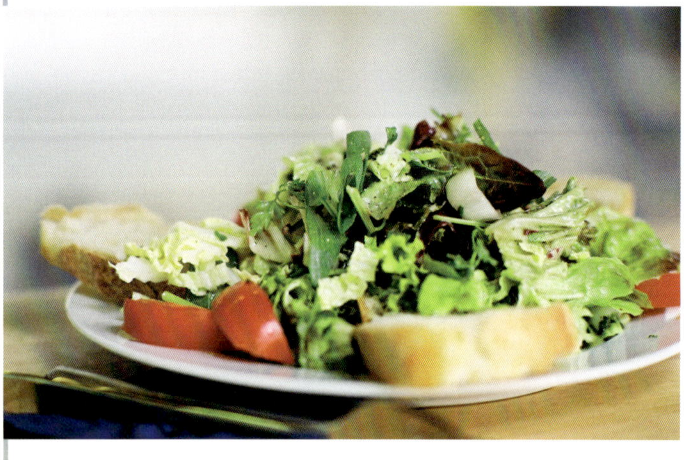

Vitamin K schützt möglicherweise vor dem Brüchigwerden der Knochen im Alter und verhindert vermutlich auch Arterienverkalkung.

WICHTIG ZU WISSEN

Eine erhöhte Vitamin K-Zufuhr kann bei häufigem Nasenbluten und starken Monatsblutungen helfen.

Gerinnungshemmende Medikamente der Cumarin-Gruppe wie Phenprocoumon oder Warfarin können durch vergleichsweise kleine Mengen Vitamin K (1 mg) in ihrer Wirkung aufgehoben werden; sind sie im Einsatz, darf kein Vitamin K zusätzlich zur normalen Nahrung gegeben werden.

Die lange Einnahme von Antibiotika oder eine Beeinträchtigung der Leber-Galle-Funktion kann einen Vitamin K-Mangel begünstigen.

Vitamin K aktiviert das Knochenprotein Osteocalcin, das für den Mineraleinbau in die Knochen zuständig ist (zum Beispiel für die gute Versorgung des Körpers mit Calcium und Phosphat). Vitamin K kann somit indirekt die Knochen stärken.

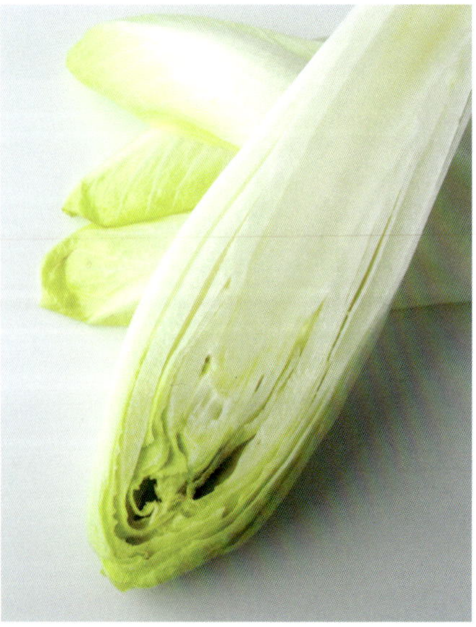

Welche Nahrungsmittel?

Das fettlösliche Vitamin K ist in vielen Nahrungsmitteln reichlich vertreten. Vor allem in grünem Blattgemüse. 100 Gramm enthalten etwa 280 g Vitamin K. Ähnlich viel besitzen Blumenkohl, Chinakohl und Chicoree. Getreide, Geflügel und Rindfleisch sind ebenfalls wertvolle Vitamin K-Quellen.

In der Küche

Chicorée-Gemüse ist ein gute Quelle für die Vitamin K-Versorgung.

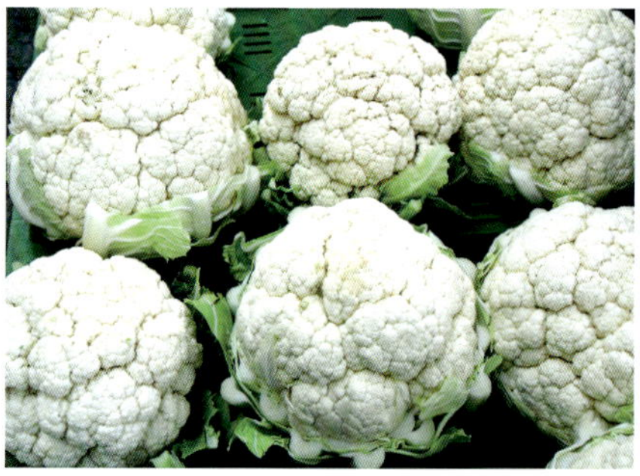

Gut versorgt? Hinweise auf einen Mangel an Vitamin K können diese Symptome geben:

- erhöhte Blutungsneigung
- Störung des Knochenaufbaus
- erhöhtes Frakturrisiko
- Durchfall, Appetitverlust

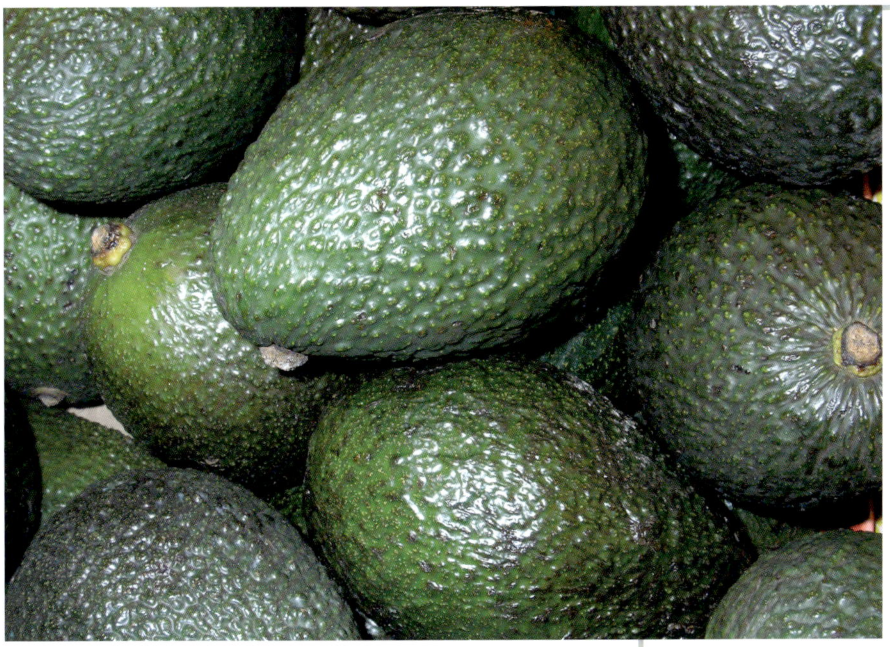

Biotin

(Coenzym R, Vitamin H, Vitamin B_7)

Das Haar-Vitamin

Biotin ist maßgeblich an der Erneuerung von Blut und Nerven beteiligt und vermutlich auch an der Ausreifung des Gehirns bei Kindern. Symptome wie Müdigkeit, Erschöpfung und Depressionen können auf einen Biotinmangel hindeuten.

Welche Nahrungsmittel?
Den höchsten Biotingehalt haben Leber und Sojabohnen. Jeweils 100 g dieser Nahrungsmittel enthalten 75 beziehungsweise 60 µg (Mikrogramm) des Vitamins. Gute Biotinquellen sind aber auch Hefe, gekochte und gebratene Eier, Haferflocken und Avocados. Mit einer ausgewogenen Mischkost nehmen wir täglich zwischen 50 und 100 µg Biotin auf.

In der Küche
Eier sind eine gute Biotin-Quelle, jedoch nur gekocht oder gebraten. Roh verzehrt verhindert das im Eiklar enthaltene Avidin die Biotin-Aufnahme im Darm.

Gut versorgt? Hinweise auf einen Biotin-Mangel können diese Symptome sein:

- brüchige Fingernägel
- Haarausfall
- schuppige und gerötete Hautstellen um Mund und Nase
- Depressionen und Angstzustände
- Appetitlosigkeit und Schwindel

WICHTIG ZU WISSEN

- **Biotin entfaltet seine maximale Wirkung in Verbindung mit den Vitaminen B_2, B_3, B_6 und A.**
- **Die Einnahme von Antibiotika oder Sulfonamiden (Chemotherapeutika gegen Infektionskrankheiten) vernichten die natürlichen Bakterien im Körper, die für die Biotinsynthese notwendig sind.**

Wieviel?
Bis 500 µg [1, 2] täglich

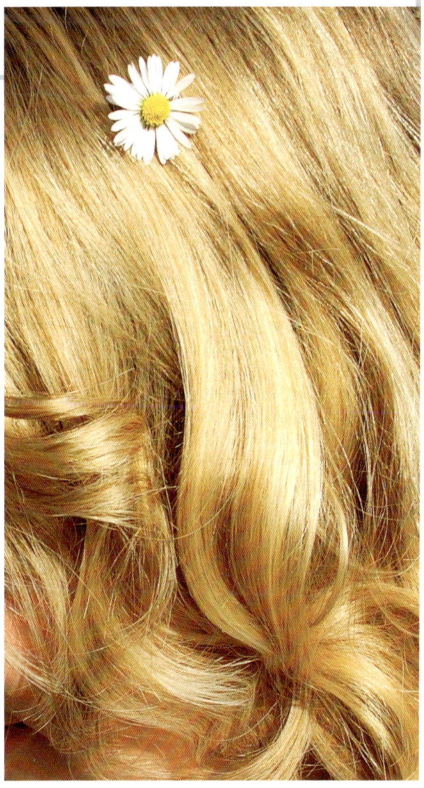

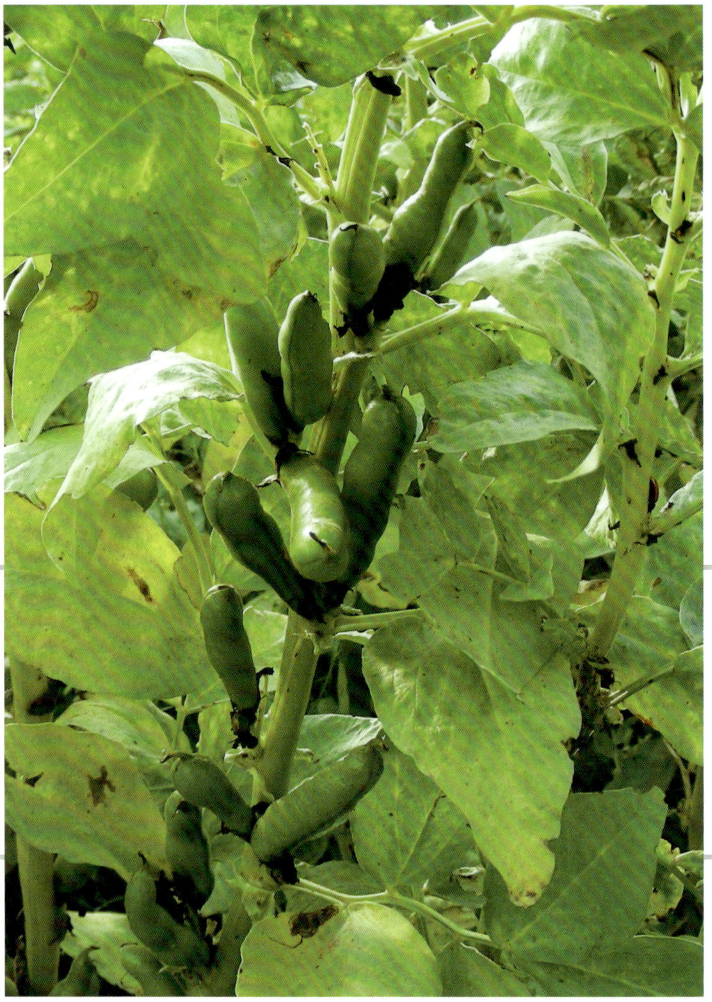

Cholin ist eine Substanz, die der Körper aus Eiweißbausteinen (Aminosäuren) bilden kann. Es wird im Körper zur Bildung von Acetylcholin benötigt, einem Botenstoff, der für die Reizweiterleitung von den Nerven zu den Muskeln sorgt und die Gedächtnisfunktionen erhält.

(Cholinchlorid, Vitamin B_4)

Cholin

Unterstützt das Gedächtnis

Da Cholin im Gehirn eine Rolle für das Erinnern und Lernen spielt, vermutet man, dass der Nährstoff einen positiven Einfluss auf die Gedächtnisfunktionen bei Demenzkranken ausüben kann. Untersuchungen konnten das aber nicht bestätigen. Bei gesunden älteren Menschen konnte die Einnahme von Cholin allerdings die Kurzzeiterinnerung verbessern.[10] Darum ist es in vielen Präparten enthalten, die die mentalen Funktionen stärken sollen.

Cholin – ein Dopingmittel?

Da Cholin bei der Leitung von Nervenimpulsen hilft (durch die Bildung des Neurotransmitters Acetylcholin), wurde die Substanz schon mehrfach auf mögliche Dopingeigenschaften hin untersucht. Eine direkte Leistungssteigerung konnte man bei Ausdauersportlern, wie Marathonläufern, Triathleten und Radrennfahren, zwar nicht beobachten, eine indirekte aber schon: Eine Studie mit Schwimmerinnen zeigte nämlich, dass die Einnahme von Cholin zwar nicht die Leistung verbessert, aber das Müdigkeitsgefühl danach vermindert.[10]

Welche Nahrungsmittel?

Cholin ist Hauptbestandteil von Lecithin und damit vor allem in Eigelb, Leber, Hefe, Weizenkeimen und Sojabohnen enthalten. Geringe Mengen finden sich in Erdnüssen, Bohnen, Blumenkohl und Hafer. Am besten bioverfügbar ist Cholin als Bestandteil von natürlichem Lecithin, das meist aus Sojabohnen gewonnen wird.

In der Küche

Porridge, ein Getreidebrei aus Haferflocken und beispielsweise Hafer- oder Sojamilch zubereitet, ist eine gute Nährstoffquelle.

Nahrungsergänzungsmittel

Cholin ist in vielen Multivitamin-Mineralstoff-Formeln und speziellen Mischungen, die die mentalen Funktionen stärken sollen, enthalten. Cholin ist aber auch als Einzelpräparat erhältlich. Für therapeutische Zwecke sollte Cholin nur auf entsprechende Empfehlung des Arztes eingenommen werden.

WICHTIG ZU WISSEN

Der Körper benötigt Cholin auch zum Aufbau von Zellmembranen und zum Schutz der Nervenzellen, zur Blutstillung und zur Regulation des Homocysteinspiegels (ein hoher Homocysteinspiegel ist ein Marker für Herz-Kreislauf-Erkrankungen). Des Weiteren ist Cholin unentbehrlich für die Entwicklung des Gehirns beim Ungeborenen und auch beim Neugeborenen sowie für eine gesunde Leberfunktion (Entgiftung, Abtransport von Fetten).

Östrogene können den Abbau von Cholin im Körper beschleunigen. Das Alter spielt auch eine Rolle: Mit den Jahren sinkt der Cholingehalt im Körper.

Wieviel?

*(nach Angaben des amerikanischen Ernährungsausschusses „Nutrition Board") **für Männer 550 mg Cholin, für Frauen 425 mg täglich. Für schwangere und stillende Frauen 550 mg Cholin täglich***

(Cyclohexanhexol, Inosit, „Muskelzucker")

Inositol

Für die Fettverdauung

Inositol unterstützt und ergänzt die Wirkung der B-Vitamine. Der Körper kann Inositol auf der Basis von Zucker, Magnesium und Vitamin B_3 selber herstellen. Inositol schützt die Leber vor Fetteinlagerungen, unterstützt die Verdauung und hilft beim Einschlafen. Inositol wird zum Beispiel als Therapeutikum bei der chronischen Dickdarmentzündung (Colitis ulcerosa) erfolgreich eingesetzt.

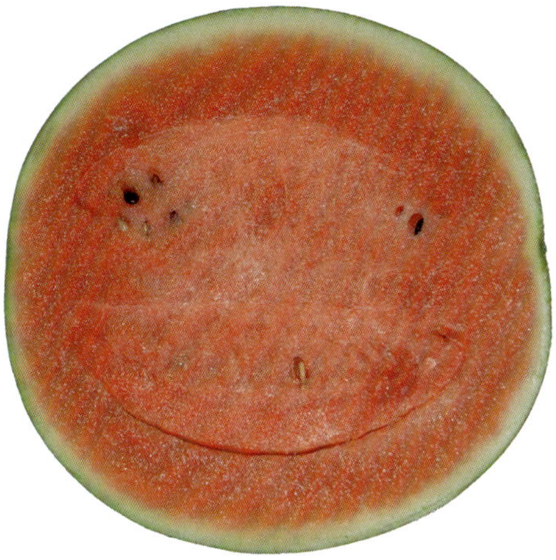

Nahrungsergänzungsmittel

Die meisten Präparate mit dem Vitamin B-Komplex enthalten neben Cholin auch Inositol; oft in Dosen von 50 bis 1000 mg.

Hoher Inositolverbrauch

Menschen, die viel Alkohol und Kaffee trinken, verbrauchen meist mehr Inositol als der Körper über die Nahrung bekommt, beziehungsweise selber bilden kann. Auch die Einnahme von Östrogen-Präparaten (Anti-Baby-Pille) kann durch den damit verbundenen hohen Inositolverbrauch zu Mangelerscheinungen führen.

Welche Nahrungsmittel?

Den höchsten natürlichen Inositolgehalt hat Lecithin, eine Substanz, die zumeist aus Sojabohnen gewonnen wird. Inositolreich sind auch Eigelb, Leber, Hefe und Weizenkeime, Vollkornbrot, Melone und Zitrusfrüchte. Über die Nahrung nehmen wir täglich etwa 1 g Inositol auf.

In der Küche

Frische Produkte enthalten mehr Inositol als gefrorene und konservierte Lebensmittel.

Gut versorgt? Hinweise auf einen Inositolmangel können diese Symptome sein:

- Haarausfall
- Hautrötung und -ekzeme
- erhöhte Blutfettspiegel
- nervöse Störungen bei Diabetikern
- Verstopfung
- Veränderungen am Auge (das Linsengewebe enthält reichlich Inositol)
- Wachstumsstörungen bei Kindern

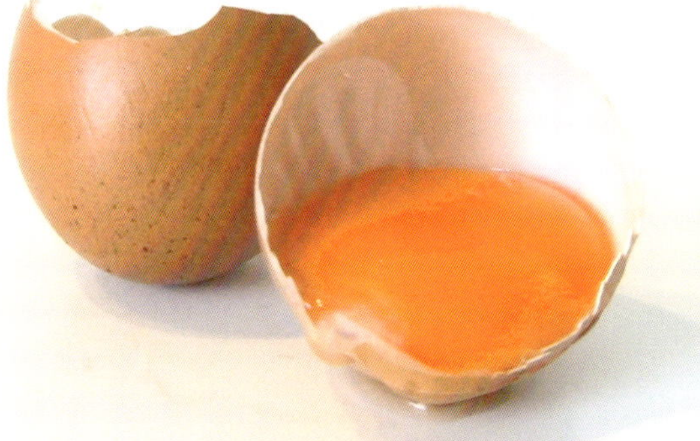

WICHTIG ZU WISSEN

Bei Symptomen von Stress und Erschöpfung können Ihnen 1 bis 2 EL Lecithin täglich Besserung bringen.

Zu Inositol gibt es keine Zufuhrempfehlungen, da der Körper es selber bilden kann.

Mineralstoffe & Spurenelemente

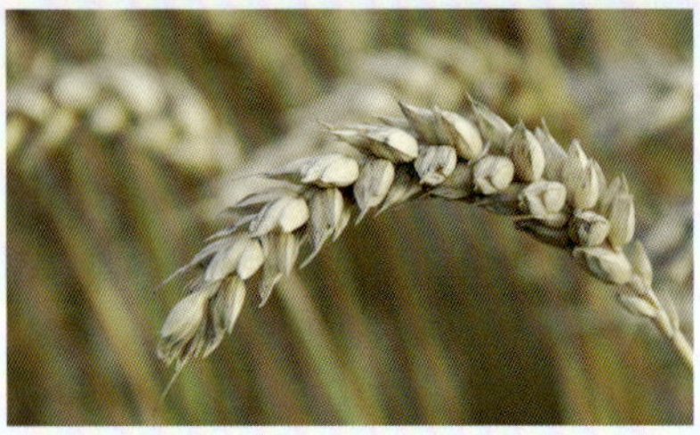

Mineralstoffe sind kleine Moleküle, die zum Beispiel für feste Knochen und Zähne sorgen (Calcium) und dafür, dass Nerven und Muskeln funktionieren (Magnesium). Auch Spurenelemente sind Mineralstoffe. Sie heißen nur anders, weil sie in winzigen Mengen (weniger als 50 mg pro Kilogramm Körpergewicht) im Organismus vorkommen. Zu den lebenswichtigen zählen Eisen, Jod, Kupfer, Selen und Zink. Um alle wichtigen Spurenelemente zuzuführen, ist es am sinnvollsten, sich vollwertig zu ernähren, das heißt circa zwei Liter Quellwasser (ohne Kohlensäure) täglich zu trinken und Vollkornprodukte zu verzehren. In den Randschichten des vollen Korns oder in Nüssen sind die Spurenelemente nämlich ideal kombiniert. Mit Ausnahme der Spurenelemente Chrom, Zink, Selen und Jod, da die Böden in unseren Breiten arm an diesen Nährstoffen sind.

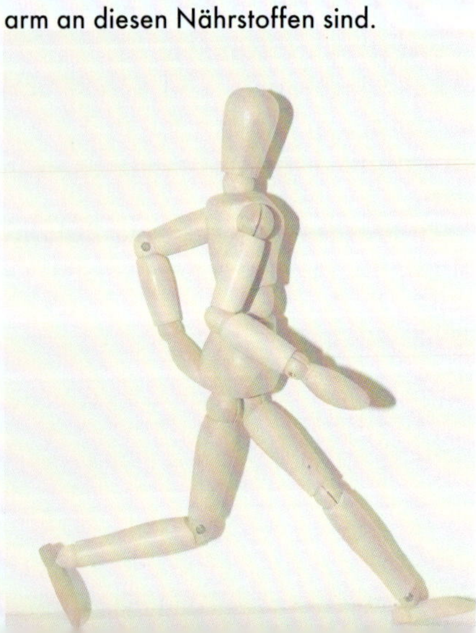

Calcium (Kalzium)

Der Knochenmineralstoff

Den Pflanzen dient Calcium beispielsweise zum Aufbau ihrer Blätter, den Muscheln zum Aufbau ihres Kalkkörpers. Beim Menschen sorgt der Mineralstoff für Festigkeit und Struktur von Knochen und Zähnen. Calcium sorgt aber auch für die Muskelkontraktionen und spielt eine wichtige Rolle bei der Reizübertragung in die Nervenzellen. Bei physischem und psychischem Stress verbraucht der Mensch mehr Calcium, ebenso in Wachstumsphasen, bei hormonellen Übergängen wie zum Beispiel nach der Menopause, in der Schwangerschaft und Stillphase und bei Bettlägerigkeit (Die Knochendichte verringert sich durch länger als eine Woche andauernde Bettruhe). Umgekehrt erhöht sportliche Betätigung die Calciumverwertung im Körper.

Ältere Menschen scheiden häufig mehr Calcium aus als sie aufnehmen. Das kann dazu führen, dass die Calciumspeicher in den Knochen entleert werden und es dadurch zur Knochentkalkung kommt, der so genannten Osteoporose. Diese Erkrankung tritt meist nach dem 50. Lebensjahr auf und betrifft erheblich mehr Frauen als Männer.

Welche Nahrungsmittel?
Sojaprodukte wie Tofu und stilles calciumhaltiges Quellwasser (zwei Liter täglich) sichern die tägliche Calciumversorgung besser als Milch und Milchprodukte. Der beste Beweis sind viele asiatische Völker, in denen die Menschen keine Milchprodukte zu sich nehmen und dennoch weniger an Osteoporose leiden als hierzulande.

In der Küche
Salzen Sie Ihre Speisen nicht zu stark. Das fördert nämlich die Calciumausscheidung.

Gut versorgt? Hinweise auf einen Calcium-Mangel können diese Symptome sein:

- **schlechte Zähne, Karies, Parodontose**
- **Muskelkrämpfe, Krampfneigung**
- **depressive Verstimmung**
- **Einschlafstörungen**
- **überreizte Nerven**
- **Osteoporose**
- **erhöhte Blutungsneigung**

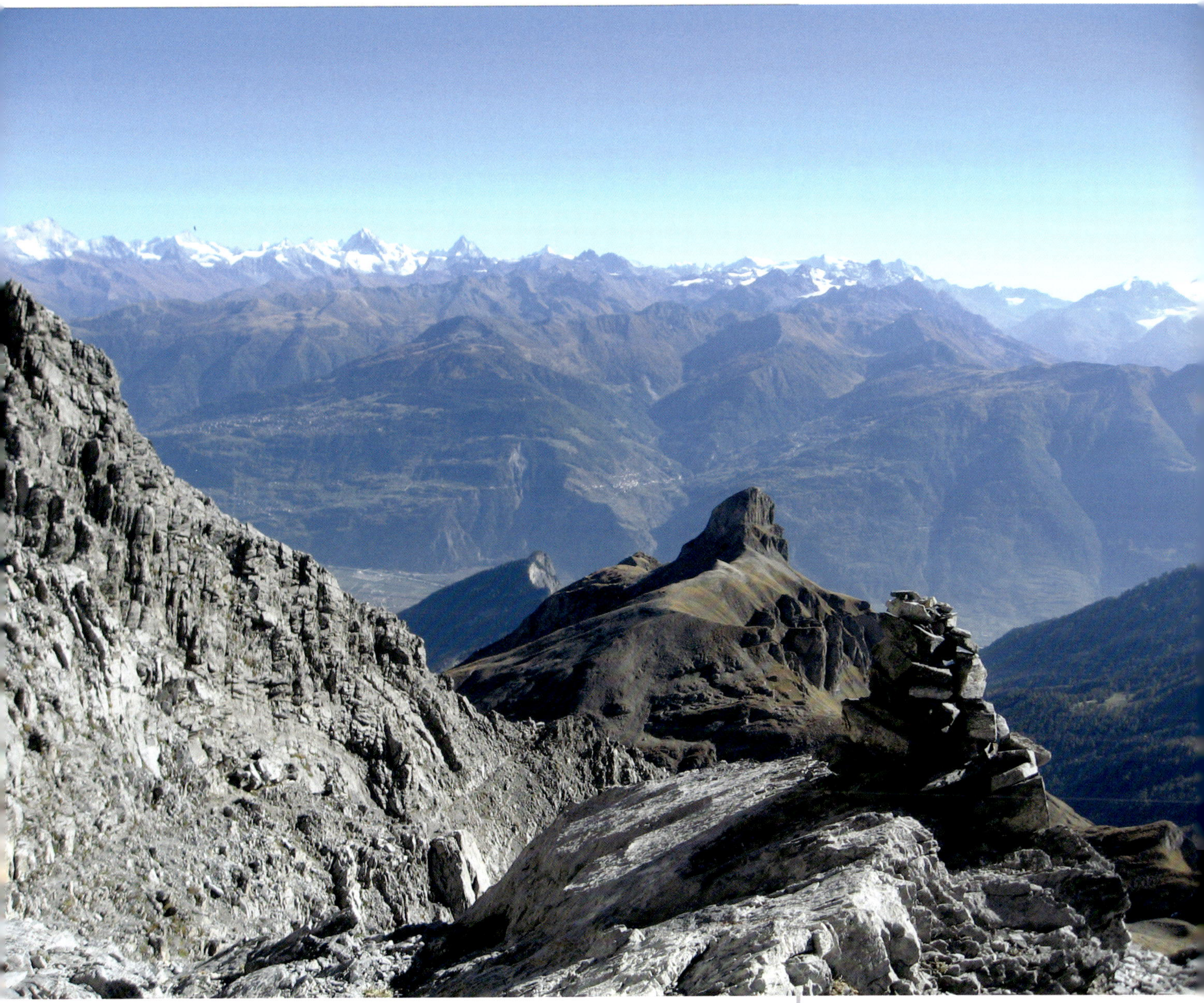

WICHTIG ZU WISSEN

- **Calcium kann bei Allergien und Neurodermitis unterstützende Hilfe leisten. Ebenso bei Zahnfleischerkrankungen (Parodontose) und Menstruationsbeschwerden.**
- **Calcium kann zusammen mit Magnesium bei emotionalen Schwankungen, Konzentrationsstörungen, Krampf- und Ödemneigung hilfreich sein.**

Wieviel?
900 mg[1] bis 1.500 mg[2] am Tag

Calcium ist das fünfthäufigste Element der Erdkruste. Die Alpen bestehen zum Beispiel vorwiegend aus Kalkstein. In unseren Knochen ist insgesamt etwa ein Kilogramm Calcium abrufbar gespeichert.

(Magnetstein, Magnesia)

Magnesium

Krampflösend

Magnesium wirkt entkrampfend und beruhigend auf Nerven und Muskeln und kann bei der Vorbeugung von Herz-Kreislauf-Erkrankungen unterstützend helfen. Alkoholkonsum und Stress verursachen einen erhöhten Magnesiumverbrauch. Niedrige Magnesiumblutwerte stehen in direkter Beziehung zu Bluthochdruck. Hohe Magnesiumblutwerte senken dagegen den Blutdruck.[11, 12]

Studientelegramm:
Risikosenkung für einen Herzinfarkt bei täglichem Nussverzehr

- Studienteilnehmer: 86.000 Frauen, Beobachtungszeit: 14 Jahre, Ergebnis: 41 Prozent weniger tödliche Herzinfarkte (Rimm, 1998)[13]
- Studienteilnehmer: 31308 Männer und Frauen, Beobachtungszeit 6 Jahre, Ergebnis: 52 Prozent weniger tödliche Herzkrankheiten (Fraser, 1992)[14]
- Studienteilnehmer: 35.000 Frauen, Beobachtungszeit: 8 Jahre, Ergebnis: 67 Prozent geringeres Risiko für tödliche Herzinfarkte (Prineas, 1993)[15]

Welche Nahrungsmittel?
Das klassische Studentenfutter mit getrockneten Früchten und Nüssen ist eine gute Magnesiumquelle. Aber auch Hülsenfrüchte, wie zum Beispiel Sojabohnen, verfügen über einen hohen Magnesiumgehalt.
Bei frischer Nahrung sind Bananen und praktisch alle grünen Gemüse (außer Spinat) reich an Magnesium. Durch ausgelaugte und überdüngte Böden hat sich aber der Magnesiumgehalt in den Getreide- und Gemüsepflanzen in den letzten Jahren verringert.

Wieviel? 350 mg [1, 2] täglich

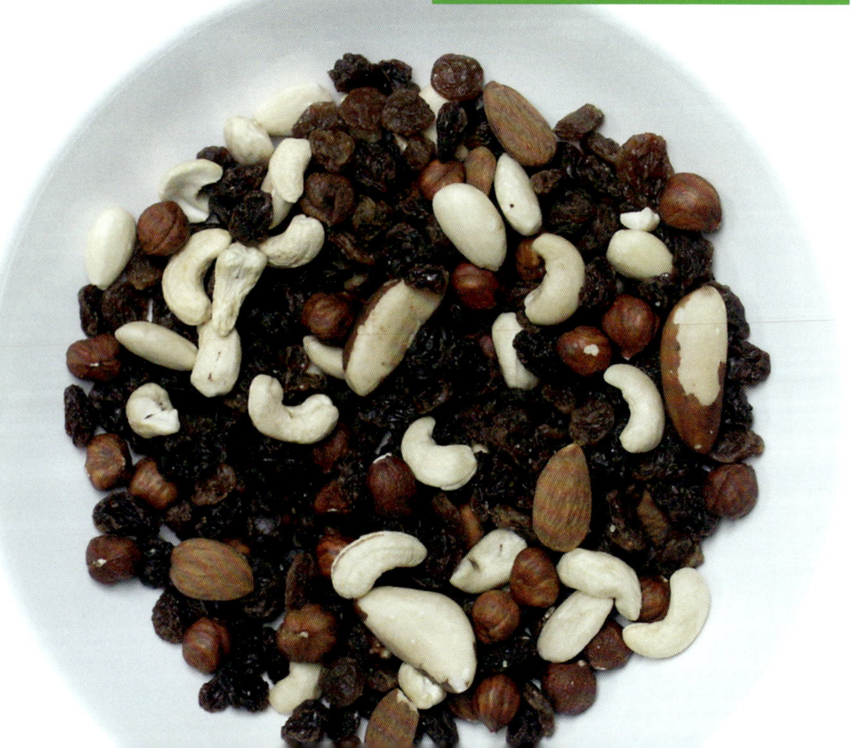

GESCHICHTE
Nach der Entdeckung des Mineralstoffs im Jahre 1755 haben verschiedene Biochemiker fast 80 Jahre gebraucht, um Magnesium isoliert, das heißt in elementarer Form zu gewinnen. Grund: Der Mineralstoff ist überaus reaktions- und verbindungsfreudig. 1833 gelang es schließlich dem Forscher Michael Faraday.

WICHTIG ZU WISSEN

- **Bei Nierenfunktionsstörungen sowie bestimmten Herzrhythmusstörungen sollte kein zusätzliches Magnesium zugeführt werden.**
- **Magnesium-Präparate sollten Sie nicht nach dem Essen nehmen, da sie die Magensäure neutralisieren.**

Nahrungsergänzungsmittel

Magnesium-Präparate gibt es in Form von Schluck-, Kau- und Lutschtabletten und als Granulat. Von Menschen mit einem empfindlichen Magen und Darm wird Magnesium in Verbindung mit Orotsäure besser vertragen.

Gut versorgt? Magnesiummangel äußert sich häufig in verschiedenen Formen von Überreizung. Hinweise auf einen Magnesiummangel können diese Symptome sein:

- Herzjagen und damit verbundene Angstzustände
- Muskelkrämpfe und -zittern
- Ein- oder Durchschlafstörungen
- Unruhezustände und Nervosität
- Stressanfälligkeit
- Probleme mit der Nervenreizübertragung
- Menstruationsschmerzen

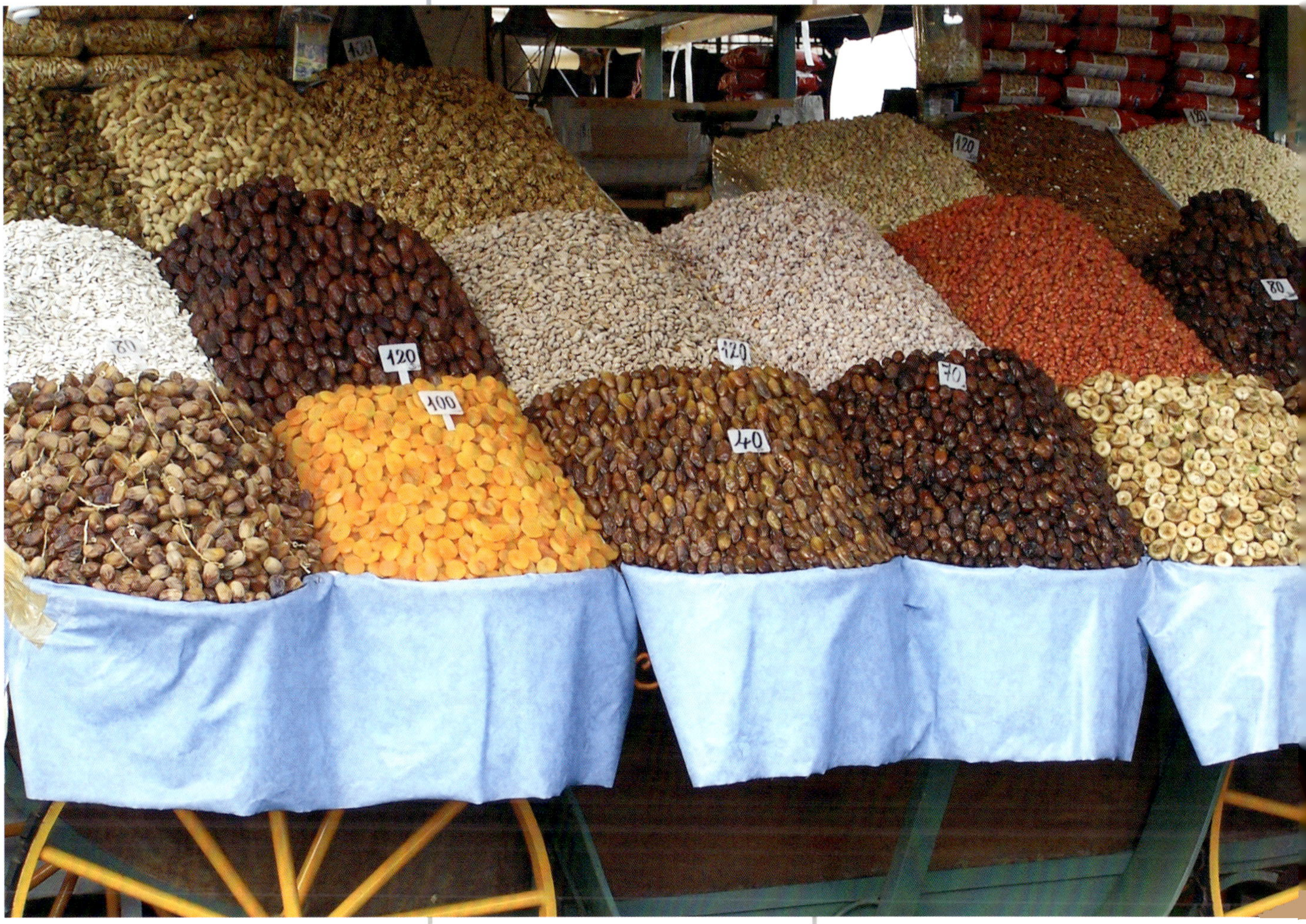

Bor

Nährstoff in Trockenfrüchten

Das Spurenelement Bor kann möglicherweise der Entmineralisierung der Knochen (Osteoporose) vorbeugen. Auch scheint Bor die Gefahr von Arthritis zu verringern. Sichere Beweise dafür stehen jedoch noch aus, da das Spurenelement bislang noch unzureichend erforscht ist. Bor kommt vorwiegend in Soja-Produkten vor, aber auch in Früchten wie Pflaumen, Rosinen und Datteln.

Studientelegramm

➤ Es hat sich herausgestellt, dass in Ländern mit einem hohen Arthritisanteil in der Bevölkerung nur 1 - 2 mg Bor mit der täglichen Nahrung aufgenommen werden. In Gebieten mit einer geringen Arthritisquote beträgt der durchschnittliche Borgehalt der Nahrung 5 - 10 mg pro Tag.[16]

➤ Im Rahmen einer Untersuchung nahmen 12 Frauen nach der Menopause täglich 3 mg Bor ein. Es zeigte sich, dass diese Frauen 40 Prozent weniger Calcium, ein Drittel weniger Magnesium und etwas weniger Phosphor über den Urin verloren als Vergleichspersonen. Alle diese Elemente sind wichtig für den Aufbau und für die Struktur des Knochens.[16]

Welche Nahrungsmittel?

Die als sinnvoll erscheinende Borzufuhr lässt sich über den Verzehr von 100 g Pflaumen (enthalten cirka 2,7 mg Bor) und ein Glas (200 ml) Sojamilch (enthält ca. 3 mg Bor) am Tag decken.

Wieviel? 5 mg[1] - 10 mg[2] täglich

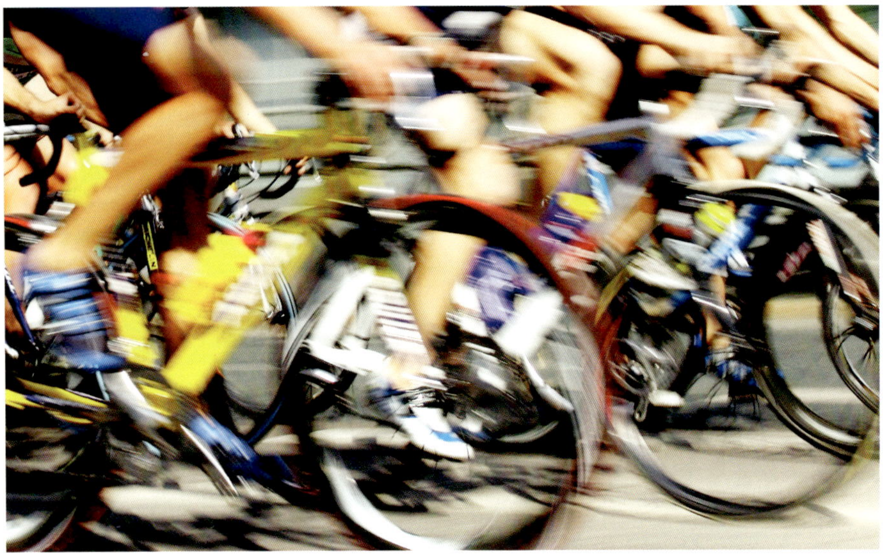

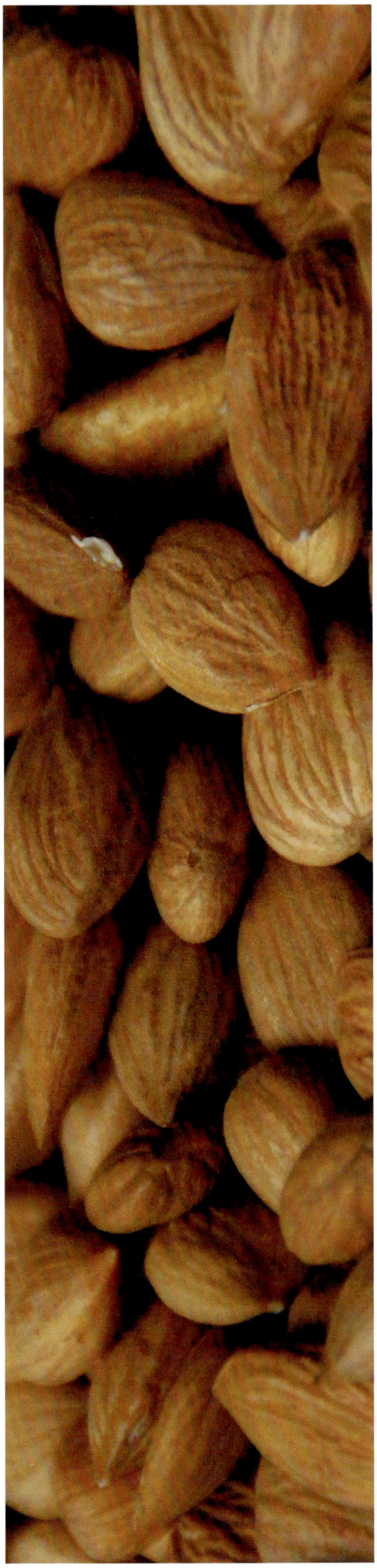

Chrom

Für die Zuckerverwertung

Chrom spielt eine Rolle bei der Funktion von Gehirn, Muskeln und Nerven.

WICHTIG ZU WISSEN

- **Chrom kann bei Unterzuckerung (Hypoglykämie) und deren Begleiterscheinungen wie Müdigkeit, Antriebsschwäche und Konzentrationsstörungen unterstützend hilfreich sein.**
- **Eine gute Chromversorgung kann möglicherweise der Entstehung von Altersdiabetes positiv entgegenwirken.**
- **Den Chromstatus kann man beispielsweise über Blut- und Haaranalysen kontrollieren.**

Chrom hat Einfluss auf die Zuckerverwertung und die Wirkung des Insulins. Bei ausreichender Chromzufuhr über die Nahrung muss die Bauchspeicheldrüse weniger Insulin produzieren. Insulin, benötigt zur Verwertung des Zuckes, wirkt darüber hinaus nur, wenn ausreichend Chrom vorhanden ist. [17, 18, 19]
In den USA empfiehlt man für einen intakten Insulinstoffwechsel 150 bis 200 µg (Mikrogramm) Chrom täglich.

Welche Nahrungsmittel?
Unbehandelte Lebensmittel wie Vollkornprodukte, Nüsse, Samen und Pilze. „Veredelte" Lebensmittel wie weißes Mehl und weißer Zucker enthalten dagegen kaum noch Chrom.

In der Küche
Melasse, auch als Ursüße bekannt, ist eine gute Quelle für die Chromversorgung.

Wieviel? 50 µg[1] bis 200 µg[2]

Eisen

(Ferrum)

Für die Blutbildung

Eisen ist unentbehrlich für die Bildung der roten Blutkörperchen. Die roten Blutkörperchen (Hämoglobin) transportieren den Sauerstoff in die Zellen der Gewebe und Organe. Fleisch, Fisch und Eier sind eisenreiche Nahrungsmittel.

Eisenmangel ist weltweit eines der häufigsten Ernährungsdefizite. Vor allem in Entwicklungsländern, wo die Hauptnahrung aus Getreide besteht, ist Eisenmangel besonders verbreitet, da ballaststoffreiche Getreideprodukte hohe Phosphatgehalte aufweisen (Phytin). Phytin bindet das Eisen im Darm und verringert so die Aufnahme von Eisen im Körper. In der westlichen Welt liegen dem Eisenmangel hauptsächlich Ernährungsfehler zugrunde: lang andauernde Schlankheitskuren, vegetarische Ernährung und hoher Kaffee- und Schwarzteekonsum. Letztere sind bekannt dafür, dass sie die Eisenverwertung beeinträchtigen.

Wieviel?
Etwa 10 mg[1] bis 30 mg[2] täglich

WICHTIG ZU WISSEN

- **Die ergänzende Zufuhr von Eisen kann beispielsweise nach Operationen, tumorbedingtem Blutverlust, bei einer bestimmten Form von Blutarmut (Anämie), die durch Eisenmangel bedingt ist, und in der Schwangerschaft und Stillzeit unterstützend hilfreich sein. Unter Umständen helfen Eisen-Präparate auch bei Schlafstörungen und dem „Restless-legs-Syndrom" (ein Kribbeln in den Beinen, das den Betroffenen nicht zur Ruhe kommen lässt). Über eine zusätzliche Einnahme von Eisenpräparaten sollte immer der Arzt entscheiden.**
- **Eisen-Präparate sollten etwa 1/2 Stunde nach dem Essen eingenommen werden, am besten morgens nach dem Frühstück.**
- **Eine Überdosis Eisen kann bei Kindern zu lebensbedrohlichen Vergiftungen führen. Eine Dosierung von drei Gramm kann für ein zweijähriges Kind tödlich sein. Deshalb sollten die Präparate für Kinder unerreichbar aufbewahrt werden.**

Welche Nahrungsmittel?

Fleisch, Leber, Fisch, Muscheln und vor allem Austern sind reich an Eisen. Das Spurenelement ist hieraus auch besonders gut verwertbar. Pflanzliche Nahrungsmittel, wie etwa Brokkoli und Rosenkohl, haben auch einen hohen Eisengehalt, doch ist das darin enthaltene Eisen nicht so gut verwertbar. Eisen liefern auch Eigelb, Nüsse, vor allem Mandeln, Bohnen und Linsen, ebenso Kakaopulver und dunkle Schokolade, Zuckerrübensirup und Melasse, ein Produkt, das bei der Verarbeitung von Zucker entsteht. Spinat enthält – entgegen der weit verbreiteten Meinung – kaum Eisen.

In der Küche

Ein Glas Orangensaft (Vitamin C) zum Essen kann die Eisenaufnahme im Körper fördern.

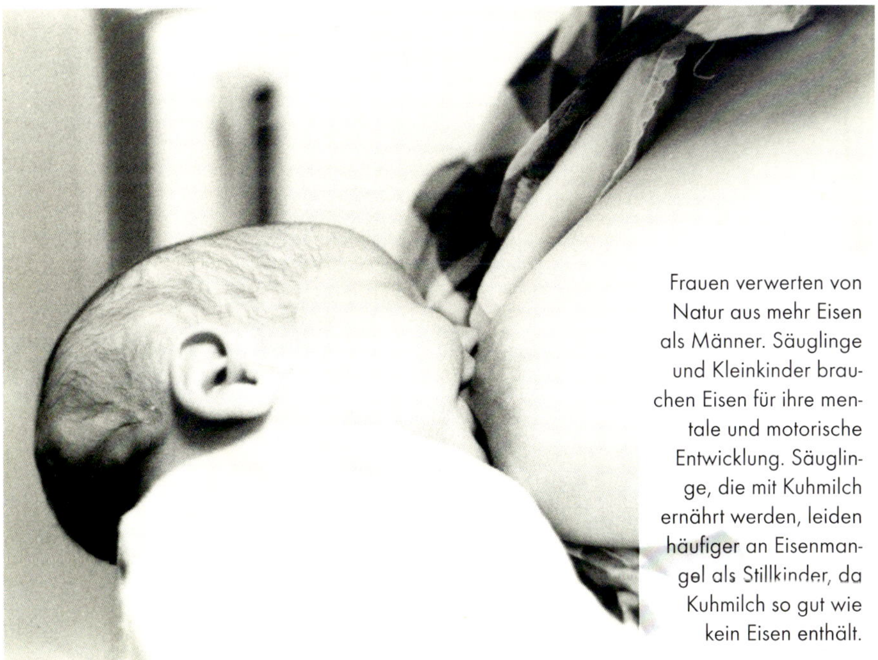

Frauen verwerten von Natur aus mehr Eisen als Männer. Säuglinge und Kleinkinder brauchen Eisen für ihre mentale und motorische Entwicklung. Säuglinge, die mit Kuhmilch ernährt werden, leiden häufiger an Eisenmangel als Stillkinder, da Kuhmilch so gut wie kein Eisen enthält.

Gut versorgt? Hinweise auf einen Eisenmangel können diese Symptome sein:

- eingerissene Mundwinkel (Rhagaden)
- Erschöpfung, Kurzatmigkeit
- Haarausfall, Blässe der Haut
- brüchige, löffelförmige Nägel
- Störungen der mentalen und motorischen Entwicklung bei Kindern
- Herzklopfen, Schwindel
- Restless-legs-Syndrom
- Unfähigkeit bei Kälte die Körpertemperatur aufrecht zu erhalten
- erhöhte Infektanfälligkeit
- Entzündung der Mundschleimhaut

(Fluorid)

Fluor

Spurenelement im Trinkwasser

Fluor ist mit beteiligt am Aufbau der Knochen und Zähne. Der Fluorbedarf ist über das Trinkwasser und eine normale Mischkost normalerweise leicht zu decken.

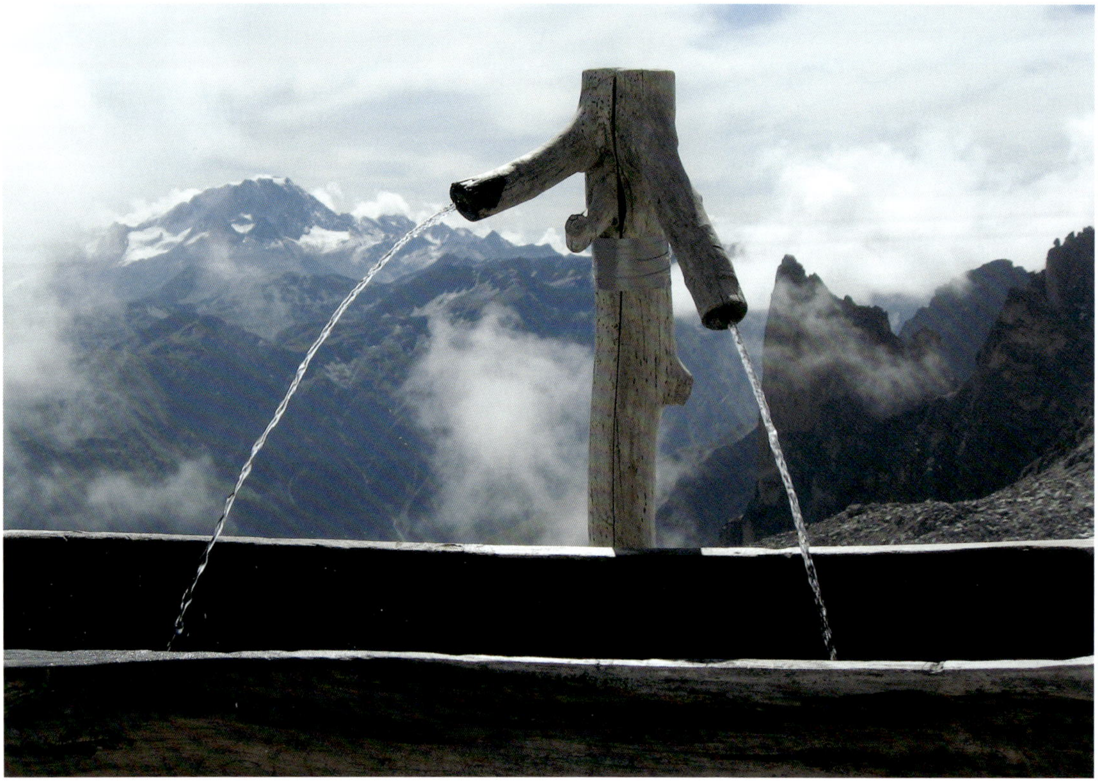

Trinkwasser, Meeresfrüchte und Nüsse liefern Fluor in optimaler Verwertbarkeit und Dosierung.

Welche Nahrungsmittel?

Allein unser Trinkwasser enthält Fluor in Mengen von 0,3 mg bis 0,7 mg Fluor je Liter. Das heißt, das Spurenelement ist im Tee, Kaffee, Kochwaser usw. enthalten. Auch Meeresfrüchte, Nüsse und verschiedene Obst- und Gemüsesorten sind recht fluoridreich, außerdem auch Schwarzer Tee. Das natürliche Fluor im Trinkwasser und in Nahrungsmitteln kann der Körper darüber hinaus auch optimal verwerten. Der Einsatz von zusätzlichem Fluorid wie etwa fluoridiertem Speisesalz ist darum nicht nötig.

In der Küche

Bei der so genannten Teflon-Beschichtung von Töpfen und Bratpfannen handelt es sich um eine besonders harte organische Fluor-Verbindung namens Polytetrafluorethen (PTFE). Kochgeschirr mit Teflon-Beschichtung ist zwar pflegeleicht in der Küche, jedoch persistent, das heißt, das Material kann in der Umwelt nicht abgebaut werden. Besser darum: Töpfe und Pfannen aus Kupfer und Guss verwenden.

Fluorbedarf der Kleinsten

Heutzutage werden Kindern bereits im Säuglingsalter Fluor-Supplemente zur Kariesprophylaxe verabreicht. Die meisten davon enthalten Natriumfluorid (0,25 mg je Tablette), eine synthetisch hergestellte Fluorverbindung. Der geringe Fluorbedarf der Kleinsten ist aber auch über Trinkwasser und Obstbrei mit Mandelmus zu decken.

Wieviel? 2,9 mg[1] bis 3,8 mg[2] täglich

WICHTIG ZU WISSEN

➲ In vielen Psychopharmaka und Neuroleptika ist Fluor als Bestandteil enthalten.

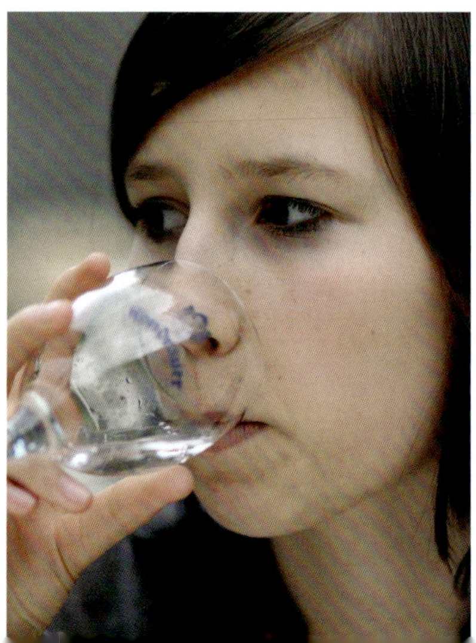

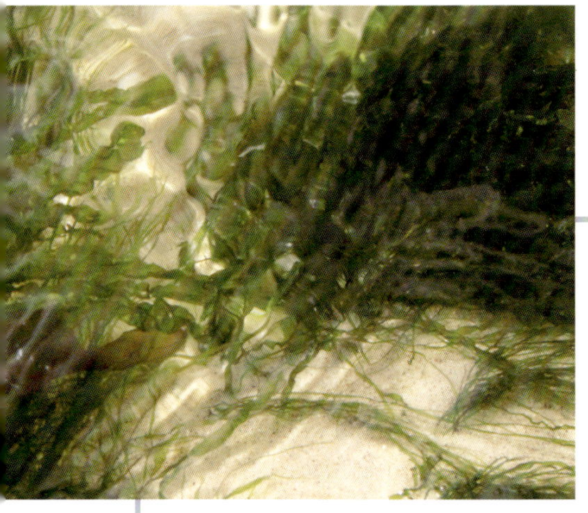

Jod

Hält die Schilddrüse gesund

Jod ist wichtig für den Aufbau der körpereigenen Schilddrüsenhormone, ohne die Wachstum, Knochenbildung, Gehirnentwicklung und Energiestoffwechsel nicht ungestört ablaufen können. Meeresalgen und Seefisch sind die besten Jodversorger. Auch jodiertes Speisesalz trägt zur Bedarfsdeckung bei. Die häufigste Jodmangelerkrankung ist der so genannte Kropf (Jodmangelstruma).

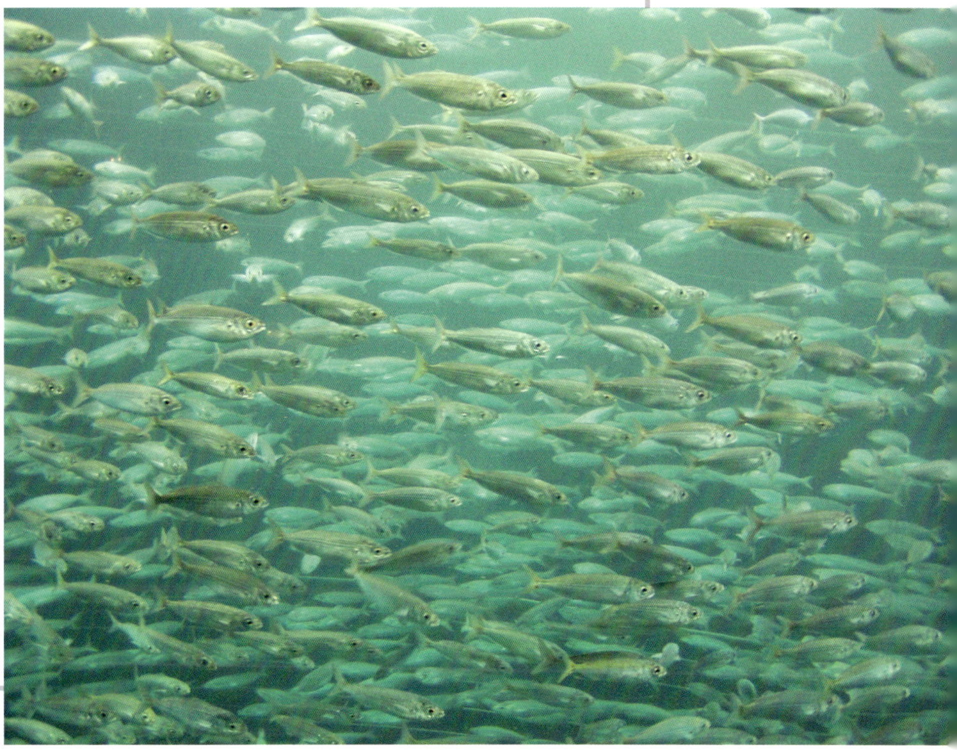

Normalerweise liegt die Schilddrüse unscheinbar unterhalb des Kehlkopfes und produziert fleißig Hormone. Bekommt sie nicht genug Jod, versucht sie die Unterversorgung auszugleichen, indem sie wächst. Es entsteht der so genannte Kropf oder, wie Mediziner sagen, die Jodmangelstruma. Sie geht oft mit Druckgefühl und Schluckbeschwerden einher. Zwar spielen auch genetische Faktoren, Hormonstörungen und Umwelteinflüsse bei der Entstehung von Schilddrüsenvergrößerungen eine Rolle, die häufigste Ursache ist jedoch Jodmangel. Durch Einsatz von mit Jod angereichertem Speisesalz in Privathaushalten und der Nahrungsmittelindustrie sind Schilddrüsenerkrankungen aufgrund von Jodmangel seltener geworden. Nicht zuletzt auch durch die Jodierung der Tierfuttermittel, so dass wir das Spurenelement auch über Milch, Käse, Fleisch und Eier aufnehmen.

Welche Nahrungsmittel?

Meeresalgen, Seefisch und Meeresfrüchte. Der Jodgehalt von pflanzlichen Nahrungsmitteln ist abhängig vom Jodgehalt der Böden, auf denen sie wachsen. Deutschland gilt beispielsweise als Jodmangelgebiet.

In der Küche

Einige Mineralwässer enthalten Jod. Eine Mineralquelle in den USA bringt Wasser hervor, das durch Jod braun gefärbt ist.

Wieviel? 200 µg[1] bis 500 µg[2] täglich

WICHTIG ZU WISSEN

➲ Bestimmte Algensorten (zum Beispiel marine Makroalgen) können mehrere Gramm Jod pro Kilogramm Trockengewicht enthalten. Menschen mit guter Jodversorgung vertragen diese Lebensmittel meist problemlos. Bei unterversorgten Patienten mit knotigen Veränderungen der Schilddrüse können plötzliche hohe Jod-Dosen aus einer Algenmahlzeit ein akutes Wachstum der Knoten – und folglich eine akute Schilddrüsenüberfunktion auslösen.

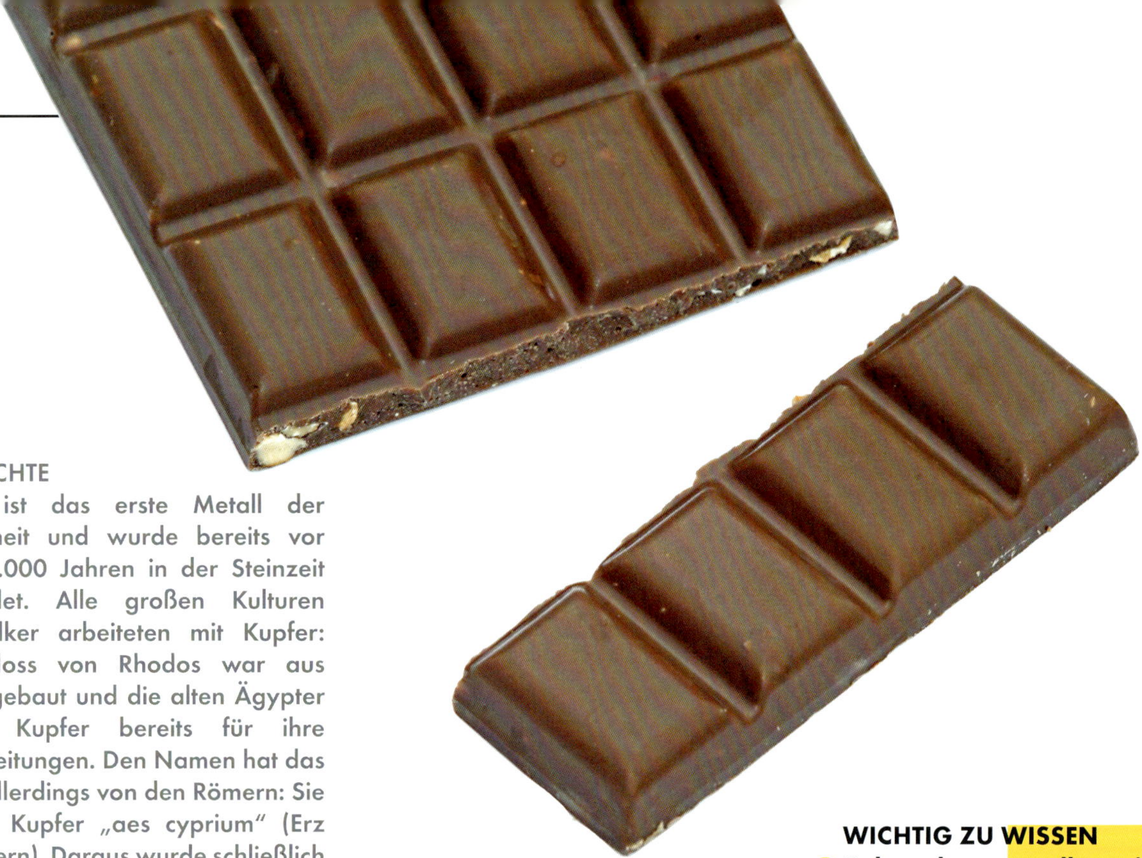

GESCHICHTE
Kupfer ist das erste Metall der Menschheit und wurde bereits vor über 10.000 Jahren in der Steinzeit verwendet. Alle großen Kulturen und Völker arbeiteten mit Kupfer: Der Koloss von Rhodos war aus Kupfer gebaut und die alten Ägypter nutzten Kupfer bereits für ihre Wasserleitungen. Den Namen hat das Metall allerdings von den Römern: Sie nannten Kupfer „aes cyprium" (Erz aus Cypern). Daraus wurde schließlich „cuprum" (lat.) und später im heutigen deutschen Sprachraum Kupfer.

Kupfer

Für Haut- und Haarfarbe

Kupfer ist am Stoffwechsel des Pigments Melanin beteiligt, das der Haut die Farbe gibt. Ein Melaninmangel kann sich in weißen Flecken auf der Haut äußern (Vitiligo).

Welche Nahrungsmittel?
Vollkorngetreide, Wurzelgemüse und Nüsse, aber auch so köstliche wie Portwein, Sherry und Schokolade. Wasser, das in Regionen mit weichem Wasser durch Kupferrohre fließt, kann ebenso eine wichtige ernährungsbedingte Kupferquelle sein. Mehr als ein Milligramm der täglichen Kupferversorgung kann allein aus Kupferwasserleitungen kommen.

In der Küche
Durch die Lagerung von säurehaltigen Lebensmitteln in Kupfertöpfen kann man die tägliche Kupferzufuhr erhöhen.

Gut versorgt? Hinweise auf einen Kupfermangel können diese Symptome sein:

- Störung der Bildung roter Blutzellen (Anämie)
- Ödeme
- Wachstumsstörungen, spröde Knochen (Osteoporose)
- Haar- und Hautpigmentierungsstörungen, Weißfleckenkrankheit (Vitiligo)
- Schwäche, Müdigkeit, Reizbarkeit
- Verlust des Geschmacks- und Geruchsempfindens
- rheumatoide Arthritis
- allgemeine Haut- und Haarprobleme
- Eisenmangel, da Eisen erst durch Kupfer für den Körper verwertbar wird

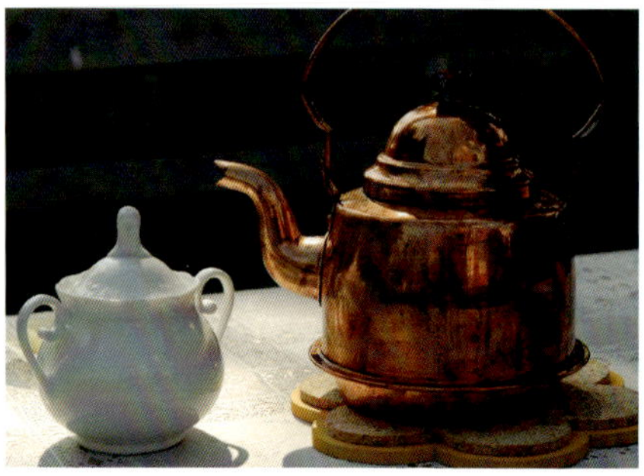

WICHTIG ZU WISSEN

➲ Babynahrung sollte nicht mit Wasser aus neuen Kupferleitungen zubereitet werden, da eine Kupferbelastung für Säuglinge lebensgefährlich werden kann.

➲ Bei Lebererkrankungen, Nierenfunktionsstörungen und Morbus Wilson (einer erblich bedingten Kupferstoffwechselstörung in der Leber) dürfen Kupferpräparate nicht eingenommen werden.

➲ Höhere Dosen Kupfer – langfristig eingenommen – verringern den Anteil von Zink im Körper, was zum Beispiel zu Schlaflosigkeit und Unruhe führen kann.

➲ Wegen des engen Ineinandergreifens der Spurenmetalle sollte ein möglicher Kupfermangel immer diagnostisch abgeklärt sein, bevor eine Substitution erfolgt. Um einen Kupfermangel aufzudecken, stehen dem Arzt einige labordiagnostische Verfahren zur Verfügung. Zum Beispiel die Kontrolle des SOD-Spiegels, des Enzymsystems Superoxid-Dismutase.

Wieviel? 1 mg[1] bis 1,5 mg[2] täglich

Selen

Für Herz und Gemüt

Selen ist Bestandteil von körpereigenen antioxidativen Enzymen und kann hilfreich sein, um Freie Radikale und Umweltgifte im Körper unschädlich zu machen.

Studien-Telegramm

➤ Herz-Kreislauf-Erkrankungen: niedrige Selenwerte im Blut waren mit einem dreimal höheren Herzinfarktrisiko verbunden als hohe Selenblutwerte.[20] Eine zusätzliche Gabe von 150 µg Selen konnte das Herzinfarktrisiko bei Männern im Vergleich zur Kontrollgruppe senken.[21]

➤ Krebsentstehung: Die zusätzliche Einnahme von 200 µg Selen unterstützt die Aktivität von Tumorzellen tötenden Lymphozyten (weiße Blutkörperchen) und Killerzellen.[22]

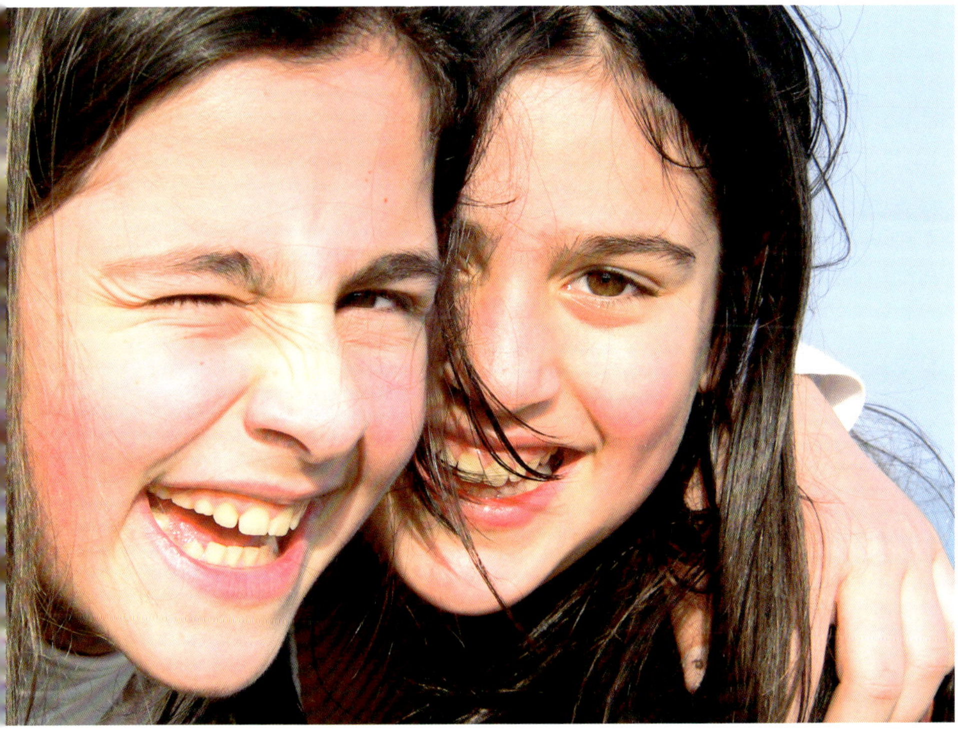

Wo kann Selen helfen?
(nur nach ärztlicher Entscheidung!)

- ➤ bei Funktionsstörungen der Schilddrüse (Selen ist am Aufbau der Schilddrüsenhormone beteiligt und darüber hinaus auch für die Gemütsverfassung)
- ➤ bei chronischen Quecksilbervergiftungen, zum Beispiel durch Zahnfüllungen mit Amalgam
- ➤ bei Infektanfälligkeit
- ➤ bei rheumatischen Erkrankungen
- ➤ bei Allergien
- ➤ bei Haar-, Haut- und Nagelproblemen

Welche Nahrungsmittel?
Fisch, Eier, Hühnerfleisch, Brokkoli und Sojabohnen.

In der Küche
Durch den Zusatz von Knoblauch in den Speisen kann man die Selenversorung verbessern.

WICHTIG ZU WISSEN

Selen unterstützt die Wirksamkeit von Vitamin E – umgekehrt ebenso.

Deutschland gilt als Selen-Mangelgebiet, wobei die Böden in Norddeutschland etwas selenreicher sind, als die im Süden des Landes. Der „Durchschnittsdeutsche" hat ca. 70 µg Selen je Liter im Blut. Im internationalen Vergleich ist das wenig: US-Bürger haben durchschnittlich 160 und Kanadier 190 µg Selen.

GESCHICHTE
Selen wurde nach der griechischen Mondgöttin Selene benannt. Bis 1957 galt Selen noch als Gift. Erst 1973 entdeckte man, dass Selen antioxidative Eigenschaften besitzt.

Gut versorgt? Als klassische Selenmangelkrankheit gilt die sogenannte Keshan-Krankheit, eine Herzmuskel-Erkrankung. Hinweise auf einen Selenmangel können aber auch diese Symptome sein:

- Schilddrüsenbeschwerden
- Infektionsanfälligkeit und Muskelschwäche

Nahrungsergänzungsmittel

In der begleitenden Krebstherapie werden zum Beispiel Natriumselenit-Präparate verabreicht. Zur Krankheitsprophylaxe werden auch Selenhefe-Präparate angeboten.

Wieviel? 20 µg[1] bis 200 µg[2] täglich

Wieviel? 15 mg [1, 2] täglich

Zink

Für Fruchtbarkeit und ein gutes Gedächtnis

Zink zählt zu den unentbehrlichen (essentiellen) Spurenelementen für den Stoffwechsel. Es hat Einfluss auf die Hormone, das Immunsystem und die geistige Leistungsfähigkeit. Das zinkreichste Lebensmittel sind Austern. 100 g der Meerestiere enthalten cirka 55 - 200 mg Zink. Im Übrigen hat Zink auch Einfluss auf die Samenproduktion und -qualität beim Mann und den Zyklus bei der Frau.

Hier kann Zink auch hilfreich sein:

- bei Erkältungen und Infekten
- zur unterstützenden Wundheilung
- für die Ausschüttung und das Speichern von Insulin
- für die reibungslose Funktion der Augennetzhaut (Retina), die für Lichtwahrnehmung zuständig ist.
- für das Körperwachstum, die Ausbildung der Abwehrkräfte und die Geschlechtsentwicklung bei Kindern (Die Körperzellen benötigen Zink für ihre Teilung und zum Aufbau der Hormone).
- zur Ausscheidung von Schwermetallen wie Kadmium und Blei aus dem Körper

Studie:

Eine 2005 auf einer Konferenz der US-amerikanischen Gesellschaft für Ernährungswissenschaften in San Diego vorgestellte Studie deutet darauf hin, dass Kinder, die täglich ausreichend Zink erhalten (20 mg), eine deutliche Verbesserung der geistigen Leistungsfähigkeit erfahren. Zink verbesserte das visuelle Gedächtnis, die Leistungen in einem Wortfindungstest und die Konzentrationsfähigkeit.[23]

Welche Nahrungsmittel?

Das zinkreichste Lebensmittel sind Austern. Auch Fisch, Rind- und Kalbfleisch, Milch und Käse und Vollkornprodukte sind gute Zinkquellen. Zink aus tierischen Nahrungsmitteln kann der Körper besser verwerten als Zink aus pflanzlichen Quellen, etwa aus Weizenkeimen. Erdnüsse enthalten zwar relativ viel Zink (ca. 3 mg pro 100 g), aber wie Hülsenfrüchte auch viel Phytinsäure, welche die Aufnahme von Zink im Körper behindert. Gleiches gilt für Ölsaaten.

In der Küche

Vegetarier können Zink über mit Nussmus belegte Vollkornbrötchen oder mit Käse überbackenes Gemüse bekommen.

WICHTIG ZU WISSEN

- **Kinder im Wachstum, Diabetiker, Menschen in Stress-Situationen und Senioren haben einen erhöhten Zinkbedarf.**
- **Zinkmangel kann durch eine Untersuchung des Blutserums, des Urins oder der Haare nachgewiesen werden.**
- **Zinktabletten, eine Woche vor dem Ski- oder Sonnenurlaub eingenommen, mindern das Risiko für die Entstehung von Lippenherpes (Herpes labialis).[24]**
- **Die Zinksupplementierung sollte nur unter ärztlicher Kontrolle erfolgen.**

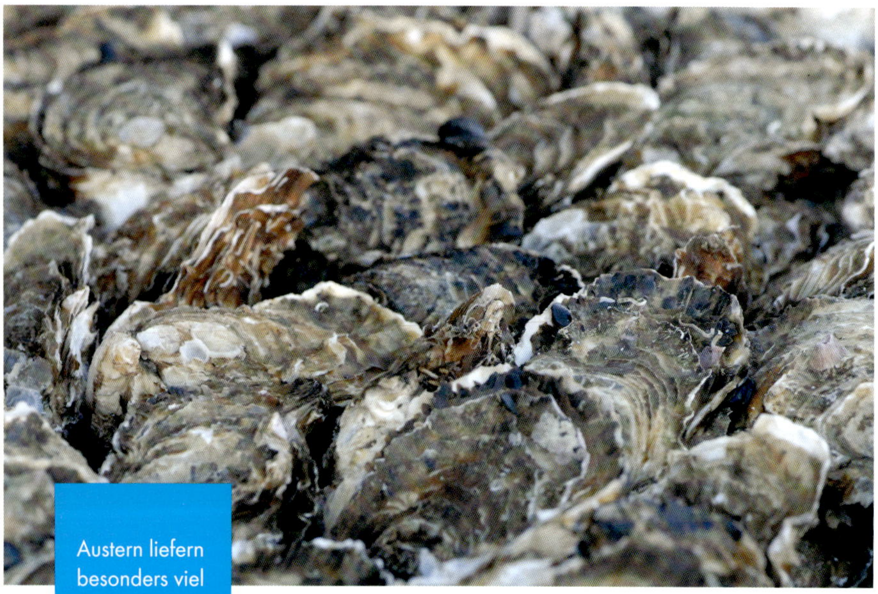

Austern liefern besonders viel Zink

Gut versorgt? Zink steckt überall im Körper, das meiste in den Knochen, der Haut und den Haaren. Ein Zinkmangel zeigt sich also zuerst an genau diesen Organen. Hinweise auf einen Zinkmangel können diese Symptome sein:

- Haarausfall
- trockene Haut mit Ekzemneigung
- brüchige Nägel
- schlecht heilende Wunden
- Appetitlosigkeit, Gewichtsverlust
- verringerte Abwehrfunktion
- Nachtblindheit
- Blutarmut (Anämie)

Zink findet auch in Creme- oder Gel-Zubereitungen gegen übermäßiges Schwitzen, unreine Haut und vorbeugend gegen Sonnenbrand Verwendung.

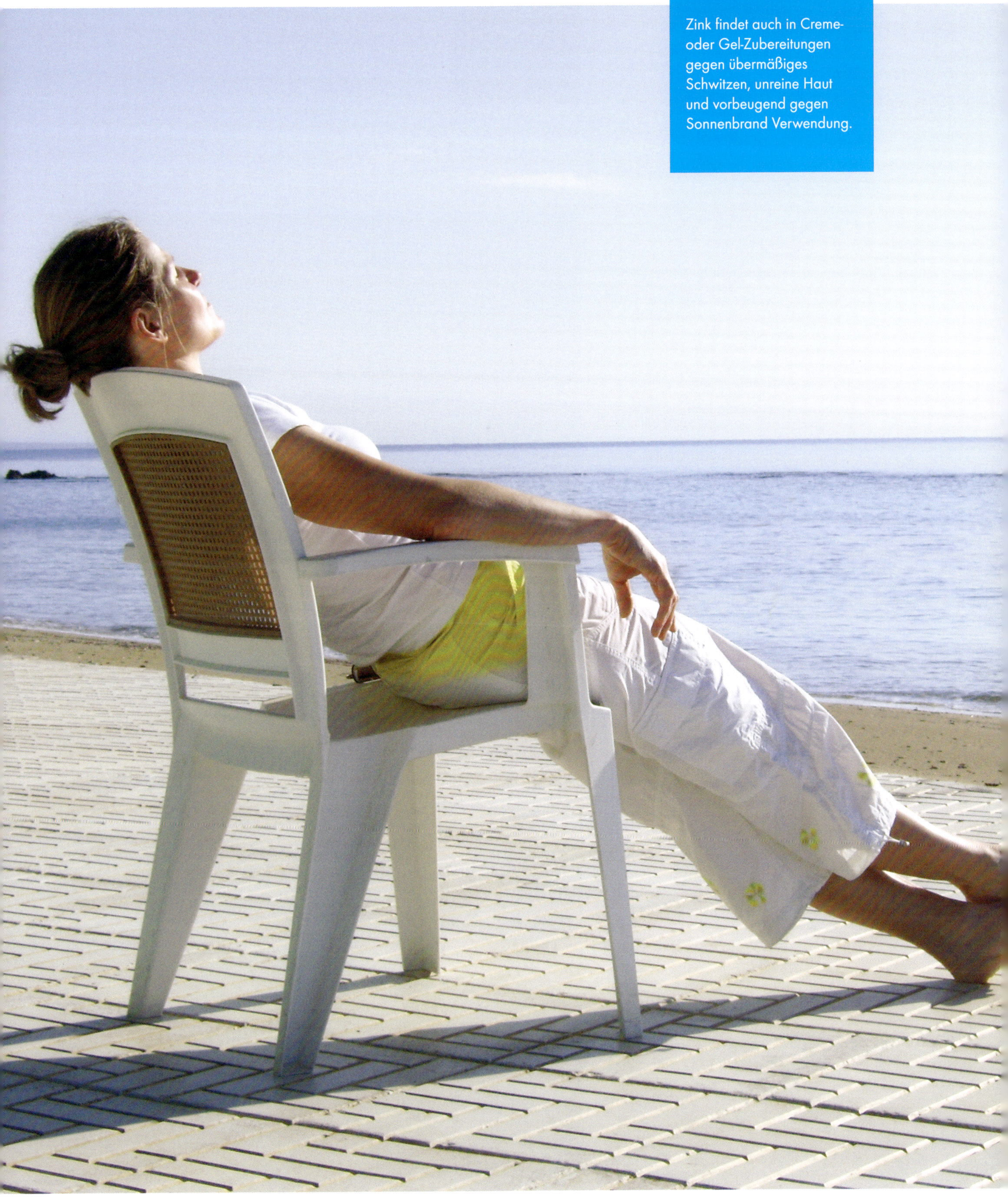

Aminosäuren

Eiweißbausteine

Aminosäuren sind die Bausteine unseres Körpers, aus denen Eiweiß entsteht, medizinisch Proteine genannt. Diese lassen Haare und Fingernägel wachsen, bauen Knochen, Muskeln und Gelenke auf, bilden Enzyme, Hormone, Antikörper und Blut. Kurzum: Proteine und ihre Bestandteile, die Aminosäuren, sind als Baustoffe des Lebens beispielsweise an der Wundheilung, der Bekämpfung von Bakterien und dem zügigen Abtransport von Giftstoffen beteiligt. Von den vielen identifizierten Aminosäuren sind etwa 20 sehr gut bekannt. Manche davon werden auch einzeln in der Medizin eingesetzt: So zum Beispiel L-Arginin, L-Carnitin (eine Aminosäureverbindung) und L-Cystein. Diese drei werden auf den folgenden Seiten noch vorgestellt, ebenso wie einige weitere bekannte Aminosäuren.

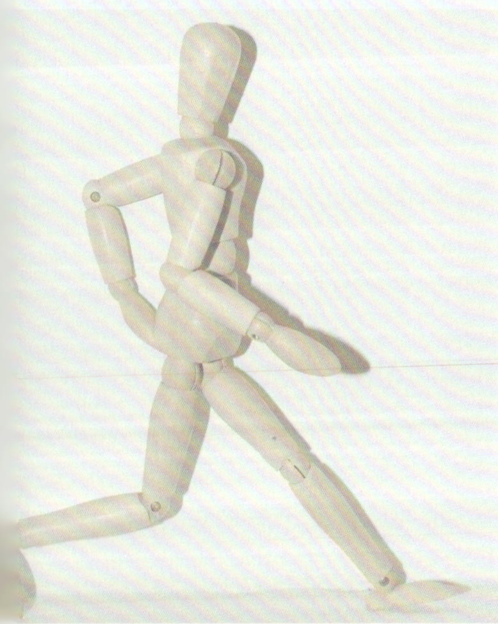

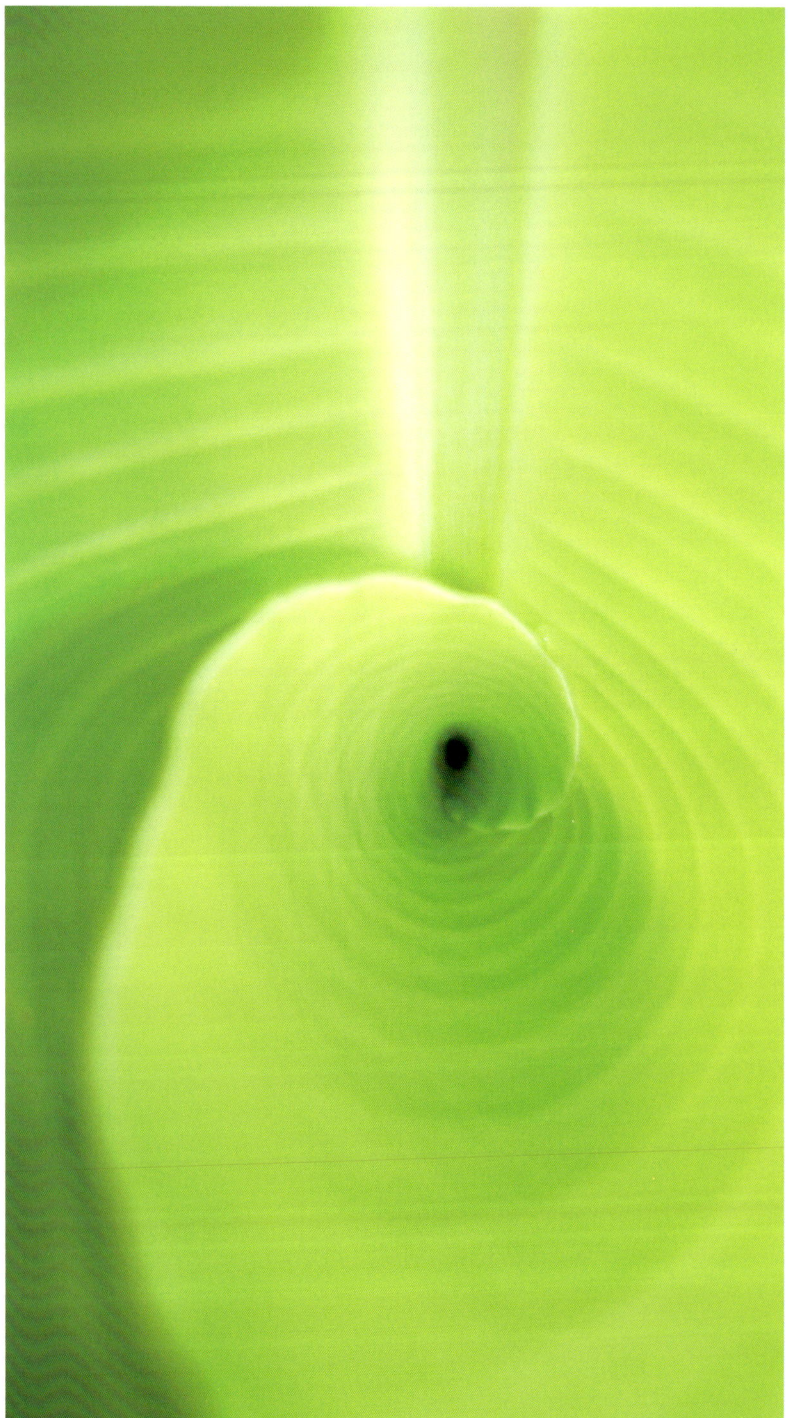

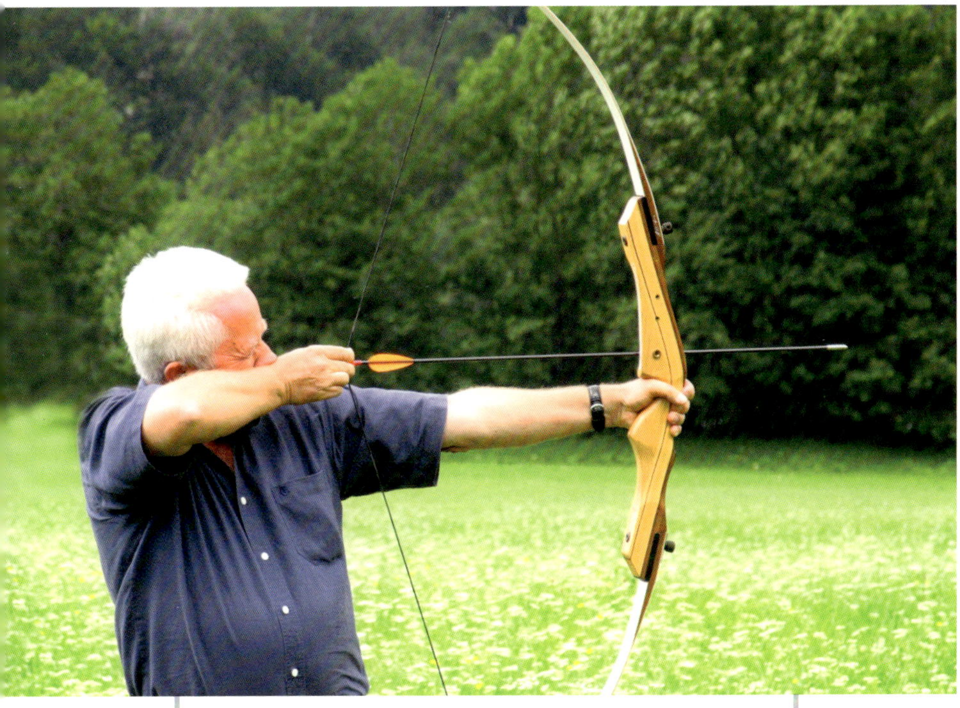

L-Arginin

Für die Gefäße

Arginin sorgt für die Weitstellung der Gefäße und kann damit vielen gefürchteten Erkrankungen vorbeugen helfen, die ihre Ursache in Gefäßverengungen haben.[25, 26]

WICHTIG ZU WISSEN

Erektionsstörungen können Vorboten für einen Herzinfarkt sein! Denn krankhafte Gefäßveränderungen machen sich in den extrem feinen Gefäßen des Penis zuerst bemerkbar. Darum nennt man den Penis in wissenschaftlichen Fachkreisen der Männergesundheit auch „die Antenne des Herzens". Andrologen (Männerärzte) raten Betroffenen darum dringend an, die – meist organische – Ursache der Erektionsstörung durch einen Urologen oder Männerarzt abklären zu lassen.[27]

Das individuelle Herzinfarktrisiko kann über einen innovativen Test, den so genannten ADMA-Test, abgeklärt werden. Die Substanz ADMA (Asymmetrisches Dimetylarginin) gilt als natürlicher Gegenspieler (Antagonist) des Arginins . Hohe ADMA-Werte signalisieren ein hohes kardiovaskuläres Risiko. Der ADMA-Test zeigt das Risikopotenzial in drei Minuten an und wurde am Universitätsklinikum Hamburg-Eppendorf entwickelt.[24]

Die Aminosäure Arginin ist der wichtigste Baustein für die körpereigene Bildung des Moleküls Stickoxid (NO). Stickoxid wirkt im Körper wie ein Hormon und weitet die Gefäße, unterstützt den Blutfluss und kann so der Entstehung von arteriosklerotischer Plaque vorbeugen.[25, 26]

Welche Nahrungsmittel?

Nüsse sind gut für das Herz? Stimmt! Denn Haselnüsse, Paranüsse, Mandeln, Walnüsse, Erdnüsse und Kokosnüsse sind gute Arginin-Quellen. Auch Sojaprodukte, Weizenkeime, Vollkornreis und Hafer gelten als wertvolle Nahrungsmittel für die Argininversorgung. Kinder und junge Menschen im Wachstum und Menschen in Stress-Situationen haben einen erhöhten Argininbedarf.

In der Küche

Eine argininreiche Mahlzeit besteht zum Beispiel aus Vollkornnudeln mit Walnusspesto, zubereitet aus geschälten Walnüssen mit Knoblauch und Meersalz im Mörser vermahlen und vermengt.

Wo kann Arginin helfen?

- um das Immunsystem zu unterstützen
- nach Operationen, um die Wundheilung anzuregen und den Muskelabbau zu verringern

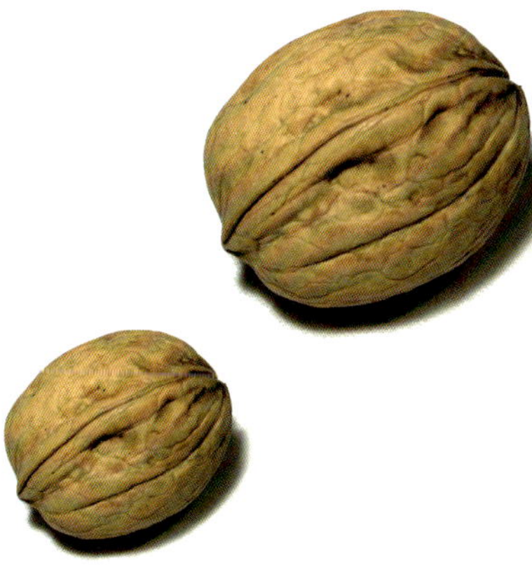

Nahrungsergänzungsmittel

Eine innovative Darreichungsform mit reinem Arginin, kann den von Natur aus bitteren Geschmack von Arginin überdecken.

Zur Fettverbrennung

L-Carnitin

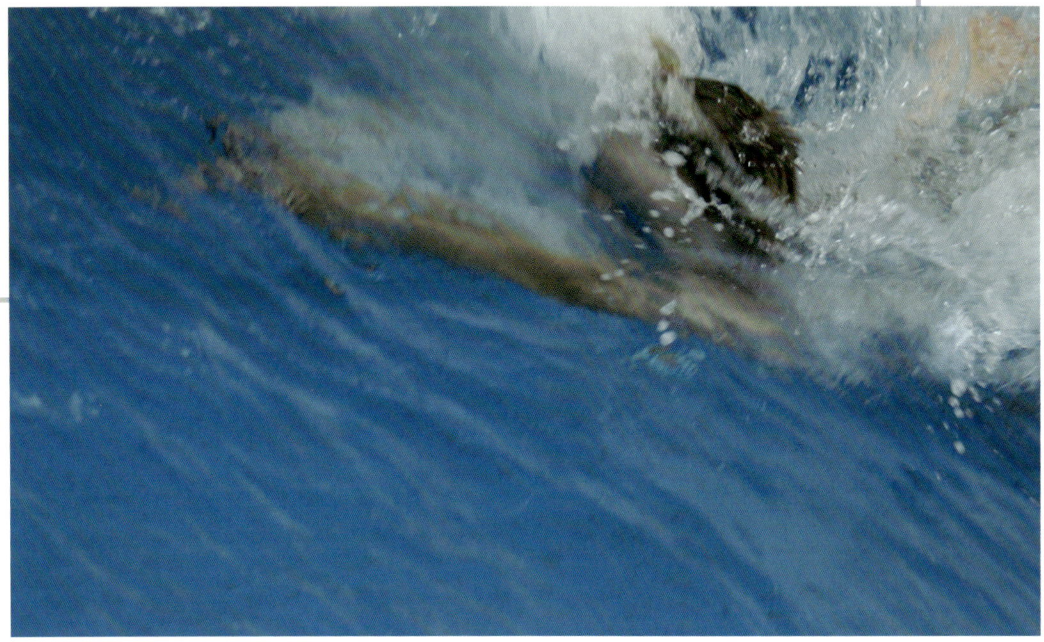

Unser Herz ernährt sich zu 80 Prozent aus Fett. L-Carnitin sorgt dafür, dass die Nahrungsfette verbrannt und in Energie umgewandelt werden. Manche Leistungssportler nehmen zusätzliches L-Carnitin, um dem gesteigerten Energiebedarf nachzukommen und die Regenerationszeit zu verkürzen. Auch Menschen, die eine Diät halten, können von L-Carnitin-Supplementen profitieren. Wissenschaftler der Universität Leipzig konnten nachweisen, dass L-Carnitin, als Nahrungsergänzung eingenommen, die Fettverbrennung steigert.[28]

Gut versorgt? Hinweise auf einen L-Carnitin-Mangel können diese Symptome geben:

- Müdigkeit
- trotz Bewegung „fest sitzende" Fettpolster
- erhöhter Muskelabbau
- Herzschwäche

L-Carnitin sorgt für eine gute Durchblutung und die Leistungs- und Regenerationsfähigkeit der Muskeln, so auch des Herzmuskels. Etwa drei Prozent der cirka 20 Gramm Speichercarnitin im Körper sind im Herzmuskel lokalisiert.

Welche Nahrungsmittel?
L-Carnitin steckt in rotem Fleisch, vor allem in Lamm- und Schafsfleisch.

Der Tagesbedarf von L-Carnitin liegt bei 250 bis 500 mg und kann bei ausgewogener Mischkost über die Ernährung gedeckt werden.

In der Küche
Das griechische Auberginen-Hack-Gericht „Moussaka" kann zur Verbesserung der Carnitinversorung zur Hälfte mit Lamm-/ oder Schaffleisch zubereitet werden.

WICHTIG ZU WISSEN
➲ Es gibt L- und D-Aminosäuren, aber nur die L-Aminosäuren sind in unserer Nahrung enthalten, können vom Körper gebildet werden und sind in den Körper-Proteinen vorhanden.

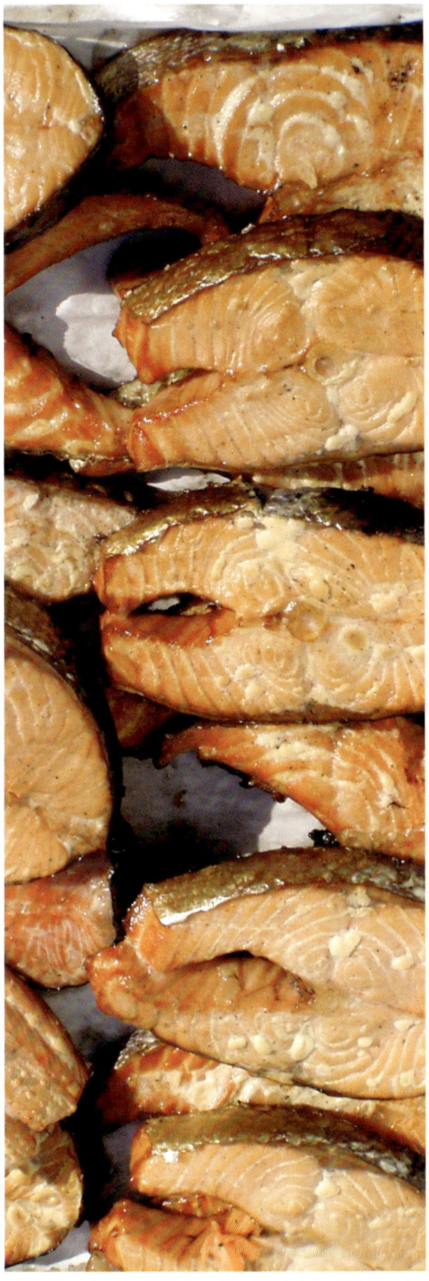

L-Cystein

Zum Schutz vor Freien Radikalen

Cystein ist eine schwefelhaltige Aminosäure, die aufgrund des Schwefelanteils antioxidativ wirkt. Cystein kann zellschädigende Einflüsse durch Freie Radikale neutralisieren. Cystein-Supplemente werden beispielsweise in der HIV-Therapie eingesetzt.[29]

Unser Körper produziert eine der wirksamsten Immunwaffen selbst: Das Glutathion. Zur Bildung von Glutathion braucht der Körper L-Cystein und die weiteren Aminosäuren L-Glutamin und L-Glycin.

Welche Nahrungsmittel?

Der Cystein-Gehalt in Nahrungsmitteln wird gemeinsam mit dem der nahe verwandten Aminosäure Methionin angegeben. Besonders reich an Cystein/Methionin sind (jeweils pro 100 Gramm Nahrungsmittel): Lachs und Garnelen mit 670 - 700 mg, Puten- und Hühnerfleisch mit cirka 620 mg, Sojabohnen mit einem Gehalt von etwa 580 mg und Cashew-Kerne mit cirka 380 mg.

In der Küche

Chinesische Gerichte auf der Basis von Hühnerfleisch, Nüssen, Sojasprossen und -sauce bieten geschmackliche Abwechslung und sichern die Nährstoffversorgung.

Wo kann L-Cystein helfen?

- zur ergänzenden Stärkung des Immunsystems
- zur unterstützenden Entgiftung von Umweltgiften
- unterstützend bei der Behandlung von Arthritis (zusammen mit Pantothensäure)
- bei Atemwegs-Erkrankungen wie Bronchitis und Asthma
- bei Haarausfall und zur Regulierung allgemeiner Haarprobleme (Cystein kommt in großen Mengen in Proteinen vor, die das Haarwachstum bewirken.)

WICHTIG ZU WISSEN

Die Einnahme von Cystein kann die Wirkung von Insulin beeinträchtigen. Über eine L-Cystein-Ergänzung sollte der Arzt entscheiden.

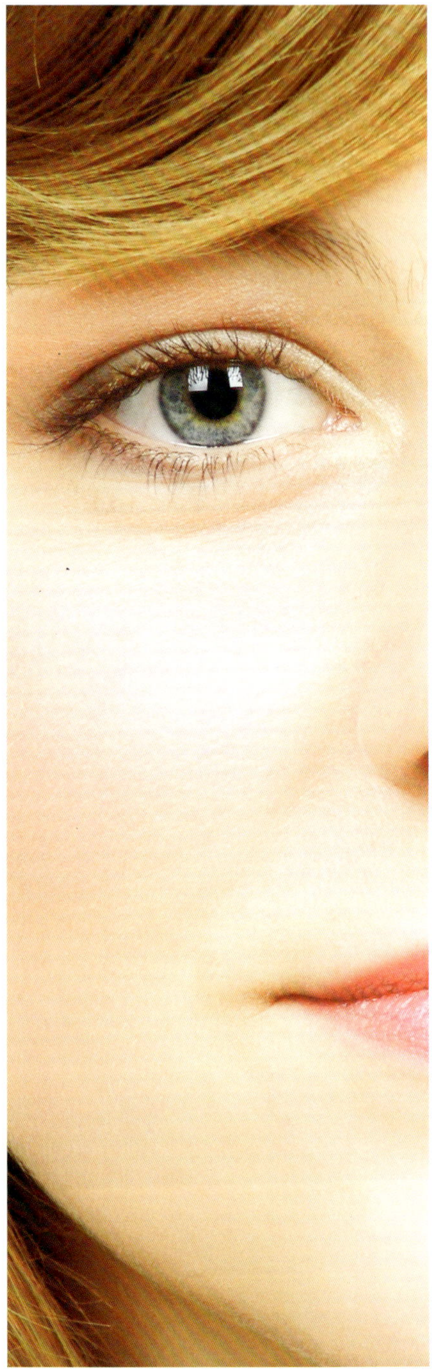

Glutamin fördert den Muskelaufbau. Durch Wassereinlagerungen in die Muskelzellen wird die Zunahme des Zellvolumens hervorgerufen. Gleichzeitig wirkt Glutamin auch dem Abbau von Muskelgewebe bei körperlicher Anstrengung entgegen.

Welche Nahrungsmittel?
Quark, Joghurt, Milch, Milchprodukte und Sojaeiweiß. Auch Kartoffeln, Nüsse und geräuchertes Fleisch enthalten einen hohen L-Glutamin-Anteil.

WICHTIG ZU WISSEN
➲ L-Glutamin-Supplemente (über Infusion) können nach einer Operation die Genesung unterstützen

In der Küche
Wenn man eine kohlenhydratarme Diät macht, kann Glutamin einen positiven Einfluss auf die geistige Leistungsfähigkeit ausüben.

L-Glutamin

Energie für Nerven und Gehirn

Glutamin kann das Immunsystem stärken und Magen und Darm schützen. Der Körper kann Glutamin zwar selbst herstellen, doch manchmal reicht es nicht aus. So haben Verletzte und Gestresste einen erhöhten Bedarf. Glutamin gilt auch als so genanntes „Brainfood", da es als Energiequelle für die Nervenzellen dienen kann.

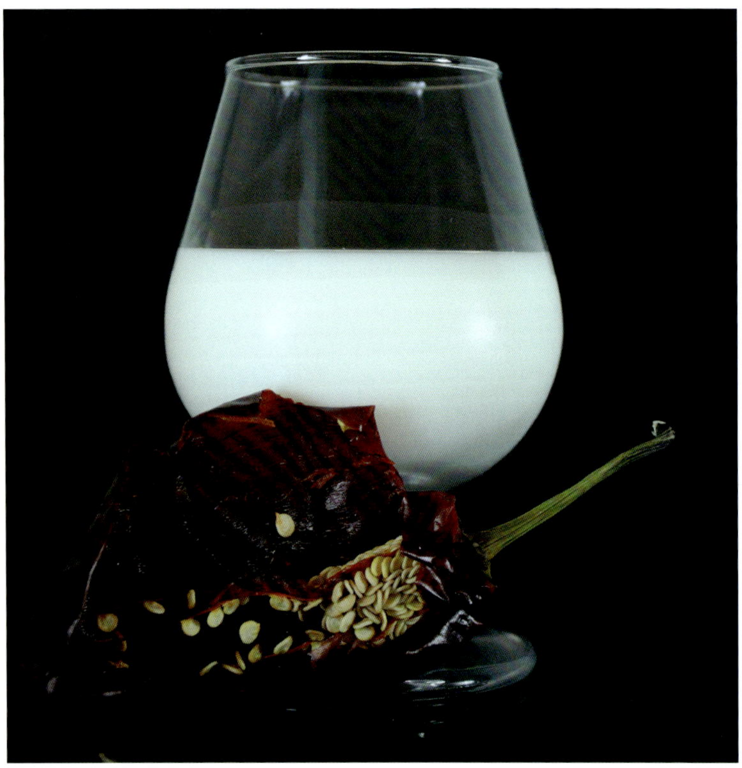

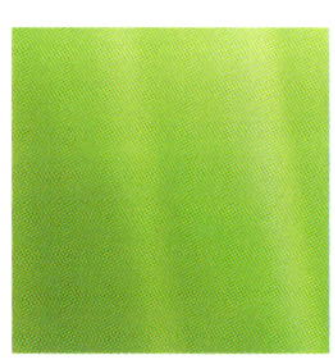

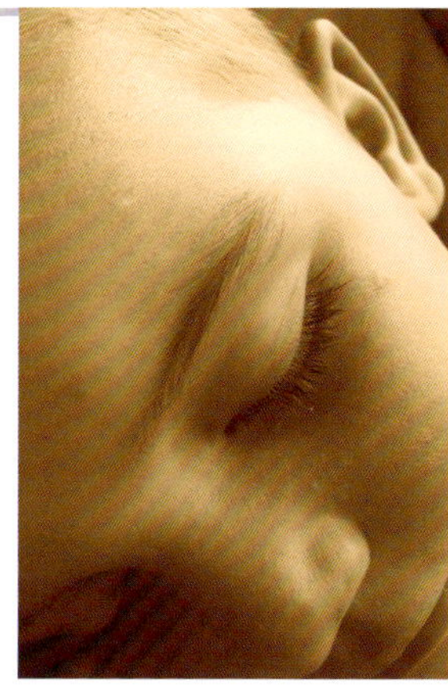

Schlaf gut!

L-Tryptophan

Der britische Biochemiker Frederick Hopkins machte 1911 Experimente mit Ratten und stellte fest, dass sie sterben, wenn sie zwar genügend Kalorien bekommen – aber keine Milch. Hopkins entdeckte, dass den Ratten der Nährstoff Tryptophan aus der Milch fehlte. Tryptophan ist die Substanz, aus der unser Körper den Nervenbotenstoff Serotonin bildet. Serotonin gilt als das „Wohlfühlhormon" und steht in dem Ruf, für einen guten Schlaf zu sorgen, für Ausgeglichenheit und innere Ruhe. Hopkins erhielt schließlich den Nobelpreis für Medizin.

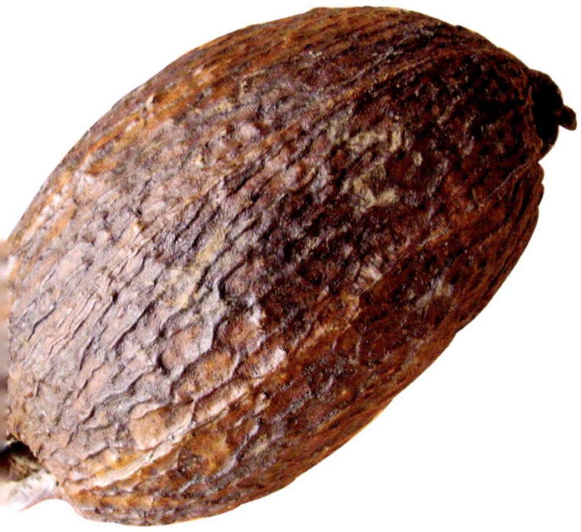

Welche Nahrungsmittel?
In Kakaobohnen steckt besonders viel L-Tryptophan, also auch in Schokolade. Aber auch Thunfisch, Geflügel, Milchprodukte, Datteln und Bananen sind gute Quellen.

In der Küche
Milch mit Honig am Abend kann das Einschlafen fördern.

Serotonin
Steigt der L-Tryptophanspiegel im Körper, kann die Bildung von Serotonin verbessert werden. Dafür ist es ratsam, morgens als erste Mahlzeit oder nach einer längeren Essenspause zunächst eine kleine Portion Eiweiß, wie etwa Hüttenkäse, zu sich zu nehmen und eine Stunde später Kohlenhydrate folgen zu lassen, etwa Vollkornbrot. Diese begünstigen die Aufnahme von L-Tryptophan ins Gehirn und führen zu einem erhöhten Serotoninspiegel.

Antidepressivum
L-Tryptophan gilt als „natürliches Antidepressivum", ihm wird eine gute Wirksamkeit bei depressiven Erkrankungen bei gleichzeitig geringen Nebenwirkungen nachgesagt.

WICHTIG ZU WISSEN
Gestresste und schlaflose Menschen können von einer Extraportion L-Tryptophan profitieren.

(L-Gamma-Glutamylcysteinglycin)

Glutathion

Für das Immunsystem

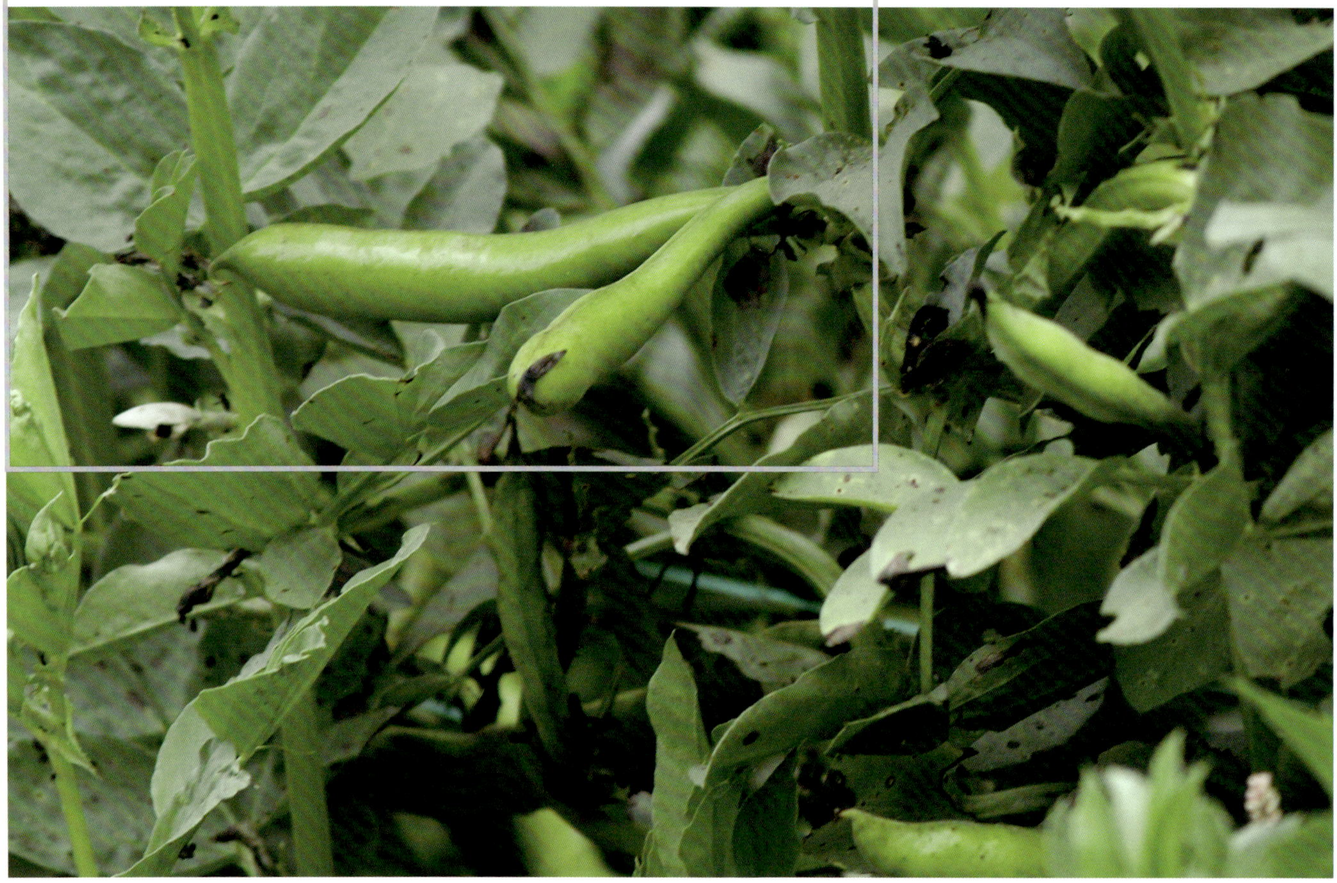

Der menschliche Organismus kann Glutathion selber bilden. Dazu benötigt er die drei Aminosäuren Glutamin, Cystein und Glycin. Glutathion wirkt stark antioxidativ und kommt im Körper in hohen Konzentrationen und in allen Zellen vor. Es kann diese vor Schäden durch Freie Radikale schützen und die Immunlage positiv beeinflussen.

Glutathion erlangte als umstrittenes „Krebsmittel" Mitte der 90er Jahre Berühmtheit.

Welche Nahrungsmittel?
Bohnen, Fisch und Sojaprodukte

Glutathionbedarf
Stress, Rauchen, ein hoher Alkoholkonsum, Verletzungen, Infekte und Operationen erhöhen den Glutathionbedarf. Eiweißarme Diäten (Eiweiß-Moleküle bestehen aus Aminosäuren) können die ausreichende Glutathion-Produktion behindern.

Nahrungsergänzungsmittel

Die Glutathionproduktion in der Leber kann durch die Einnahme von Acetylcystein gefördert werden.

WICHTIG ZU WISSEN

Eine zusätzliche Einnahme von Glutathion kann in Krankheitszeiten, nach Operationen und Verletzungen sinnvoll sein, aber auch zur Prävention von altersbedingten, degenerativen Erkrankungen wie Alzheimer und als ergänzende Behandlung bei entzündlichen Erkrankungen wie Arthritis.

Anhand der Überprüfung des Glutathionspiegels (per Test) lässt sich auch ablesen, wie gut die Immunfunktionen eines Menschen sind. Gemessen wird hierbei das reduzierte Glutathion (G-SH) innerhalb der Zelle.

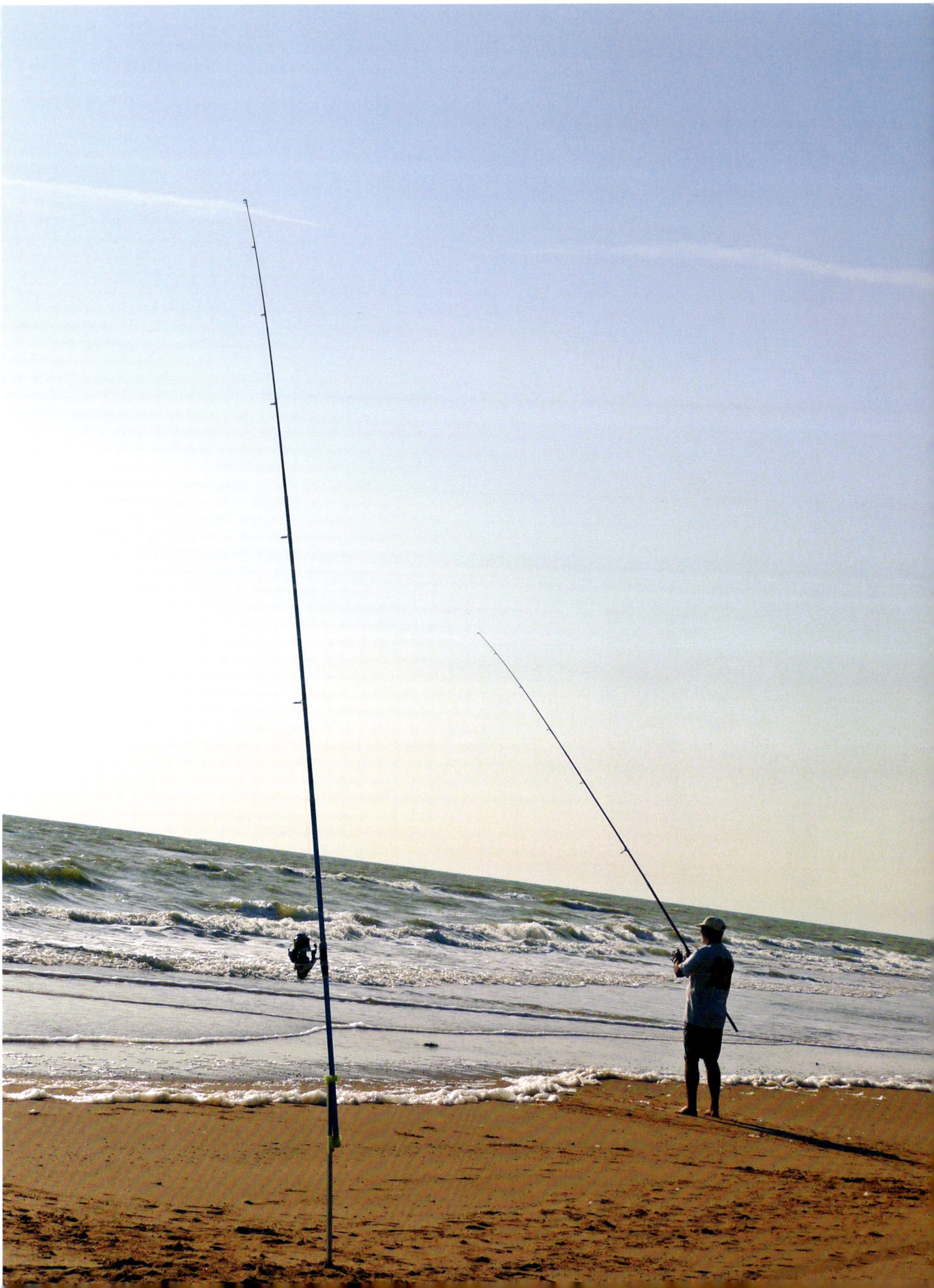

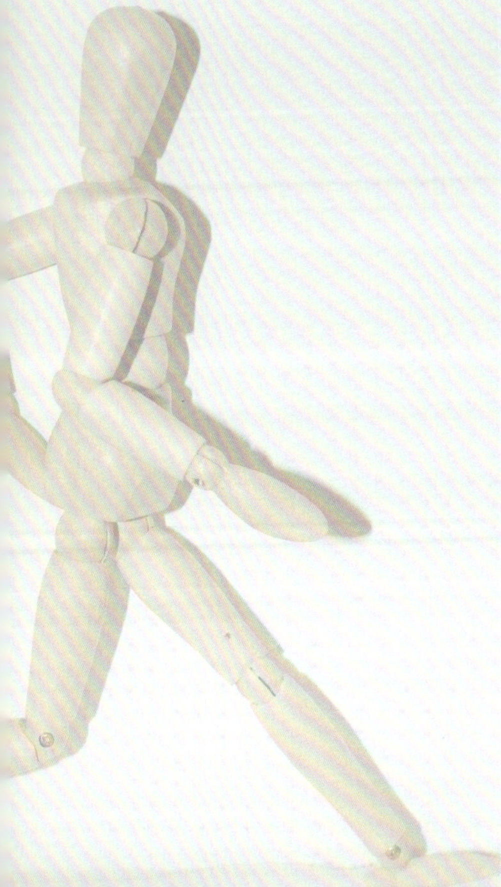

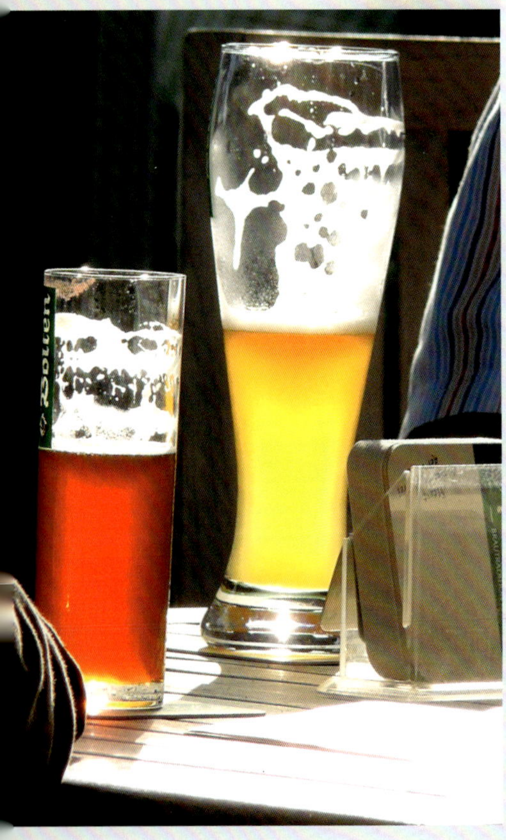

Enzyme

Enzyme sind Eiweißkörper (Proteine) mit katalytischen Eigenschaften. Sie sind fast überall am Werk, wo biologische Prozesse ablaufen: Sie machen Malz und Hopfen zu Bier und Traubensaft zu Wein, verwandeln Teig in Brot, lassen Milch zu Käse reifen. Im menschlichen Körper sind Enzyme dafür verantwortlich, dass unsere Nahrung über viele verschiedene Stoffwechselprozesse in Lebensenergie umgewandelt wird. Verdauungsenzyme zerlegen die Nahrung zum Beispiel in verdaubare Stoffe, Transportenzyme sorgen dafür, dass diese kleinen Teile zur Bestimmungszelle transportiert werden. Stellen Sie sich das einmal vor: Ohne Enzyme würde es ganze 1000 Jahre (!) dauern, bis ein einziger Bissen Fleisch zerlegt und durch die Darmwand hindurch zu den einzelnen Zellen des Körpers gelangt wäre. Viele körpereigene Enzyme benötigen die Hilfe anderer Stoffe, um überhaupt arbeiten zu können. Man nennt sie Coenzyme. Hierzu zählen unter anderem die Vitamine der B-Gruppe, Vitamin C, Eisen, Zink, Magnesium, Mangan und Kalium. Enzyme werden auch als Katalysatoren bezeichnet, das sind Beschleuniger von Prozessen. Man hat errechnet, dass eine Reaktion, die von einem Enzym katalysiert wird, im Durchschnitt eine Million mal schneller abläuft als ohne das Enzym. Darum können Enzyme zum Beispiel auch Heilvorgänge unterstützen, wie etwa die Wundheilung nach Operationen oder Verletzungen. In der systemischen Enzymtherapie kommen vor allem Obst-Enzyme aus der Ananasfrucht (Bromelain) und der Papaya (Papain) zum Einsatz.

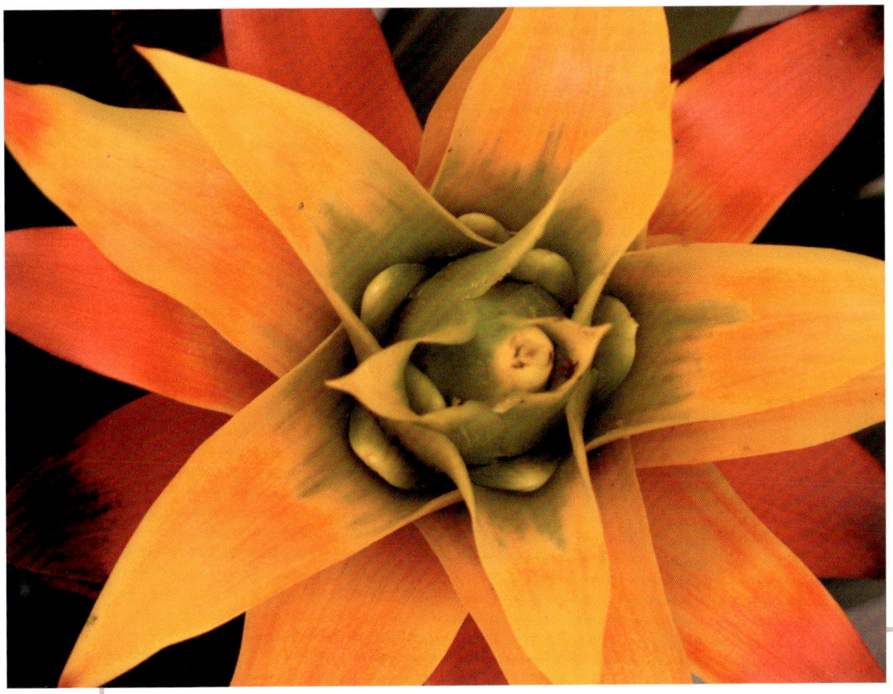

erkrankung zu entwickeln. So kann Bromelain Krebspatienten vor einer VTE schützen und umgekehrt Menschen mit einer VTE vor der Entwicklung von Krebserkrankungen.[30]

Wo kann Bromelain helfen?

- gegen Schwellungen und Blutergüsse nach Operationen
- gegen die Symptome der Sinusitis
- gegen Schwellungen und Schmerzen bei stumpfen Verletzungen und Hämatomen. Bromelain gilt darum als Alternative zu Analgetika beziehungsweise Antirheumatika
- in der Vorbeugung verletzungsbedingter Schwellungen und Überlastungserscheinungen
- zur Aktivierung von Immunzellen, die Tumorzellen angreifen

(Ananas-Enzym)

Bromelain

Extrakt aus der Südsee-Frucht

Bis Anfang des 19. Jahrhunderts nannten die Menschen sie die Königin der Früchte: die Ananas (Ananas comosus). Seit Christoph Kolumbus sie nach Europa brachte, wurde sie nicht nur wegen ihres köstlichen Geschmacks gerühmt, sondern auch wegen ihrer Qualitäten für die Gesundheit, wie zum Beispiel der guten Wirkung für die Verdauung. Heute schätzt man die Ananas vor allem wegen ihrer Eiweiß spaltenden Enzyme (Proteasen), die man auch unter dem Namen Bromelain zusammenfasst. Im Leistungssport ist Bromelain ein gefragter Wirkstoff zur Behandlung von Schwellungen und Schmerzen, die von stumpfen Verletzungen herrühren. Als Proteasen zeigen sie außerdem wesentlich weniger schädliche Nebenwirkungen als beispielsweise klassische Schmerzmittel wie etwa Diclofenac. Wichtig zu wissen: Bromelain ist ein komplementäres Arzneimittel, bei dem die Wirkung erst im Laufe einiger Tage eintritt. Empfehlenswert ist die Einnahme vor den Mahlzeiten (cirka eine Stunde).

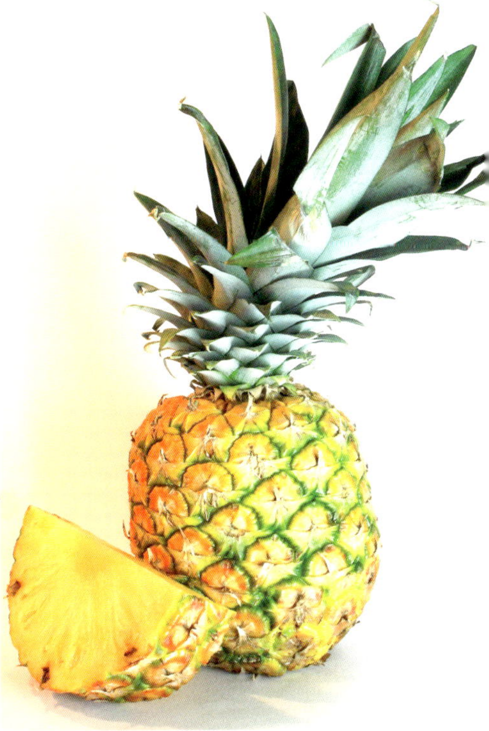

Bromelain hemmt die Thrombose-Gefahr (vor allem die venöser Thromboembolien). Für Menschen mit einer Krebserkrankung ist das von besonderer Bedeutung. Denn Studien haben gezeigt, dass Krebspatienten ein höheres Risiko als Gesunde haben, eine Venenthromboembolie (VTE) zu erleiden. Ebenso umgekehrt: Menschen, die eine VTE erlitten, haben ein drei bis viermal höheres Risiko als Gesunde, eine Krebs-

(Papaya-Enzym)

Papain

Schon in alten chinesischen Medizinbüchern wird die Papaya als „Frucht des langen Lebens" bezeichnet und Vasco da Gama nannte sie „Baum der ewigen Jugend". Den Papaya-Enzymen schreiben Wissenschaftler zu, dass sie ein offenes Bein im Anfangsstadium heilen können und vor der Entstehung einer Thrombose schützen können.

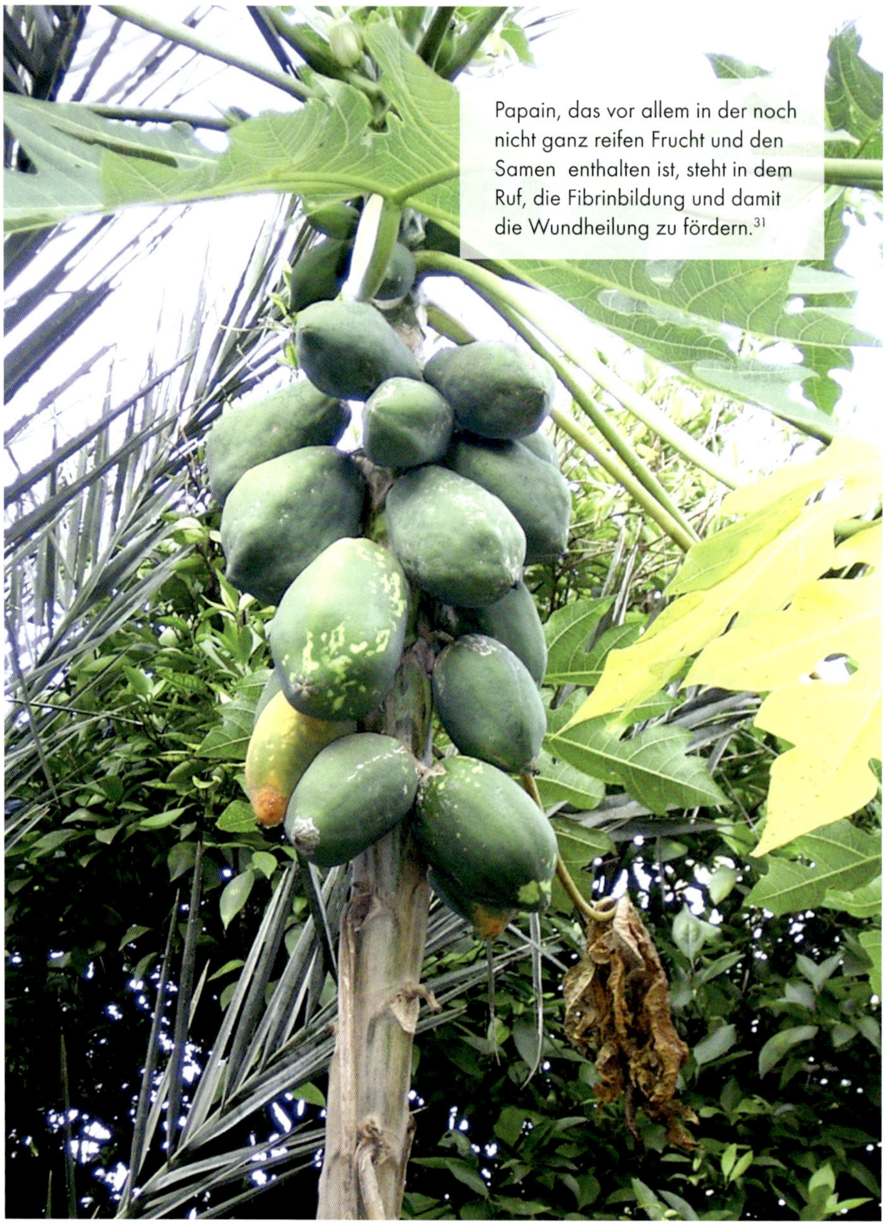

Papain, das vor allem in der noch nicht ganz reifen Frucht und den Samen enthalten ist, steht in dem Ruf, die Fibrinbildung und damit die Wundheilung zu fördern.[31]

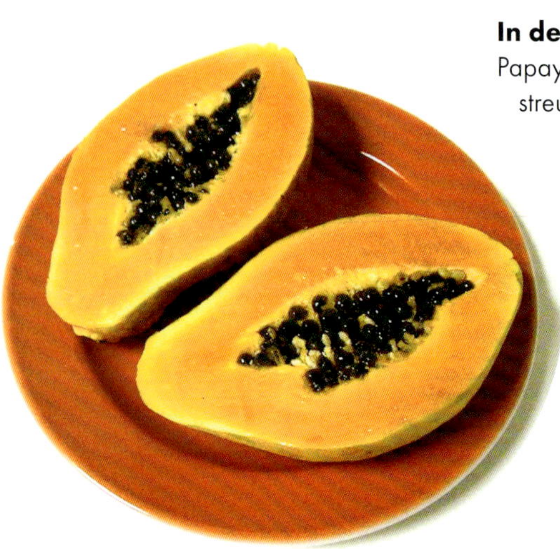

In der Küche

Papayakerne statt Pfeffer über den Salat streuen, kann die Verdauung regulieren.

So viele Nährstoffe ...

Papayas enthalten viel Vitamin C (mehr als Kiwis!), Antioxidanzien wie Carotine oder Provitamin A (mehr als Karotten) und Flavonoide. Diese Stoffe sind nützlich für den Stoffwechsel, Nerven, Gehirn und Geist (wegen des hohen Fruchtzuckergehalts). Außerdem enthalten Papayas die für das Nervensystem förderlichen B-Vitamine, außerdem Vitamin E, Mineralstoffe und Spurenelemente wie Magnesium, Eisen, Phosphor, Kalium, Selen und Calcium in organischer, vom Körper gut verwertbarer Form.

Superoxiddismutasen (SOD) sind antioxidativ wirksame Enzyme, die der Körper selber bildet. Sie haben die Funktion, die Zellen vor Schädigungen durch die Freien Radikale zu schützen. Im fortgeschrittenen Alter sinkt die Produktion von SOD.

(SOD) Superoxiddismutasen

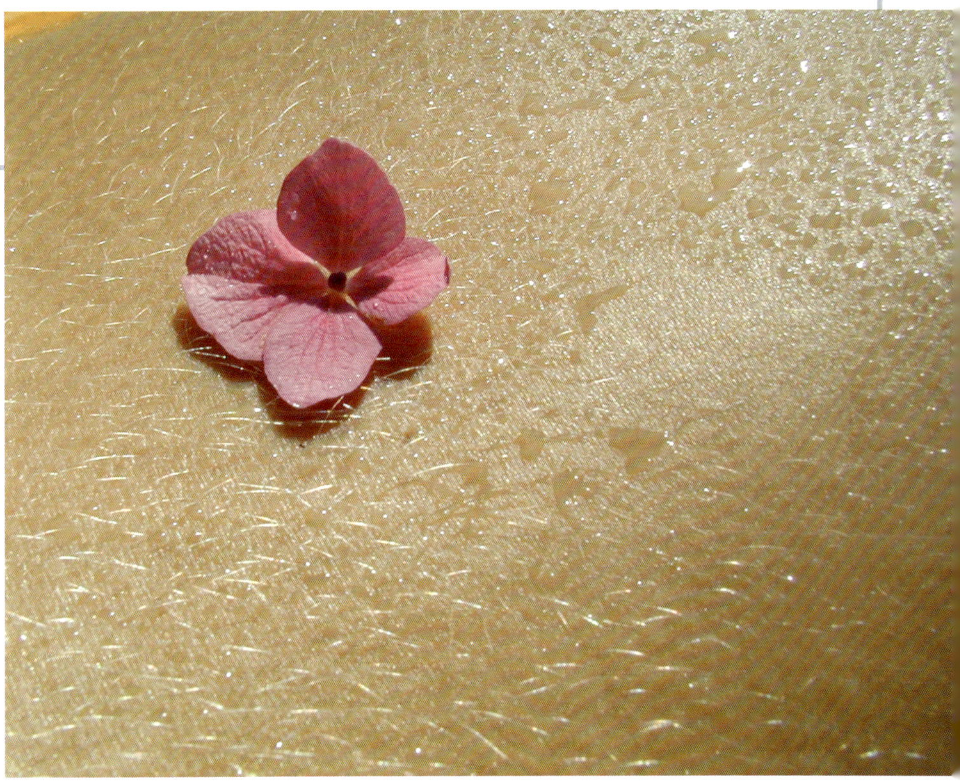

WICHTIG ZU WISSEN

SOD gelten als Radikalenfänger und kommen als Enzym in fast allen Zellen des Körpers vor. SOD kann vom Körper auf zwei verschiedene Weisen mit Mangan oder mit Kupfer und Zink gebildet werden. Sind diese Spurenelemente nicht ausreichend vorhanden, kann der Körper nicht mehr genügend SOD bilden. In der Anti-Aging-Therapie wird darum auch auf eine ausreichende Versorgung mit Mangan, Kupfer und Zink geachtet.

Studie

In einer Studie mit an Arthrose bzw. Arthritis erkrankten Patienten wurde festgestellt, dass durch die ergänzende Einnahme von SOD Schmerzen, Schwellungen und Entzündungen gelindert werden können.

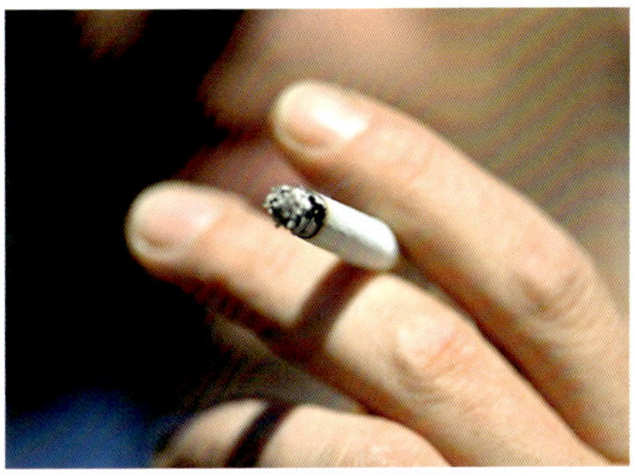

Durch UV-Strahlung, Rauchen und Luftverschmutzung entsteht das sehr aggressive Superoxidradikal, das die Hautzellen zerstören und den Alterungsprozess beschleunigen kann. SOD haben die Aufgabe, diese Freien Radikale abzufangen und die Körperzellen zu schützen.

Öle

In der modernen Ganzheitsmedizin nehmen Öle eine wichtige Rolle ein. Etwa Fischöl. Es unterstützt die gesunde Herzfunktion und ist bei entzündlichen Erkrankungen nützlich. Das Öl der Nachtkerzensamen, einer Heilpflanze, die erst in der Dunkelheit ihre leuchtend gelben Blüten entfaltet, kann bei Menstruationsbeschwerden Besserung bringen. Borretschöl steht im Ruf, bei rheumatoider Arthritis und Stimmungstiefs hilfreich zu sein.
Nicht zuletzt können Öle, die aus Traubenkernen, Leinsaat und Hanfsamen gewonnen werden, eine ausgewogene und gesunde Ernährung maßgeblich unterstützen. Das Traubenkernöl beispielsweise wegen seines hohen OPC-Gehalts. OPC ist eines der effektivsten Antioxidanzien, die die Forschung kennt. Das Hanföl kann das Immunsystem positiv beeinflussen, indem es die körpereigene Bildung der Immunglobuline fördert.

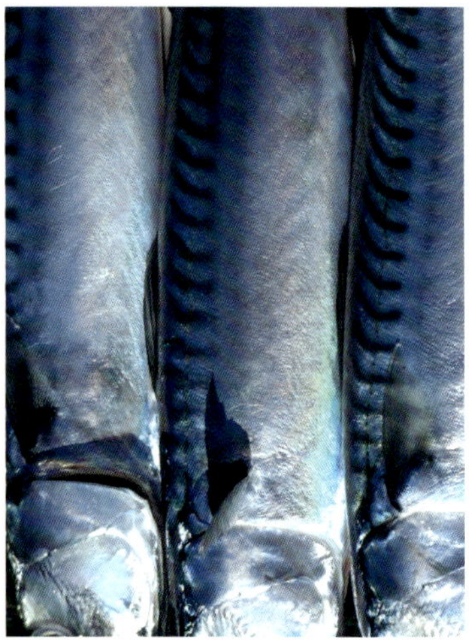

Tipp

Fischöl-Supplemente sollten auch Vitamin E enthalten, um die ungesättigten Fettsäuren vor dem Ranzigwerden zu schützen.

Fischöl

Eicosa-Pentaen-Säure (EPA) und Docosa-Hexaen-Säure (DHA) sind Omega-3-Fettsäuren, eine spezielle Gruppe innerhalb der ungesättigten Fettsäuren, die vom Körper nur bedingt selbst hergestellt werden können (zu einem geringen Teil aus Alpha-Linolensäure). EPA und DHA sind in Fettfischen wie Lachs, Thunfisch und Makrele reichlich enthalten und spielen eine Rolle in der Prävention von Herz-Kreislauf-Erkrankungen, aber auch in der Behandlung entzündlicher Erkrankungen wie rheumatoider Arthritis, entzündlichen Darmerkrankungen und Asthma. Es gibt auch Hinweise auf einen positiven Einfluss eines hohen EPA- und DHA-Spiegels in der Vorbeugung von Brustkrebs.

Studientelegramm

- Wissenschaftler fanden heraus, dass in Japan deutlich weniger Menschen am plötzlichen Herztod sterben als zum Beispiel in Deutschland. Diesen „Herzschutz" führt man auf den hohen Fischkonsum und den demzufolge hohen Omega-3-Spiegel im Blut der Japaner zurück.[32]
- Eine Studie brachte ans Licht, dass Frauen, die während der Schwangerschaft einen hohen Omega-3-Status hatten, weniger Frühgeburten hatten und seltener an Wochenbettdepressionen litten.[32]
- Kinder, deren Mütter in der Schwangerschaft täglich zwei Gramm EPA und DHA supplementiert haben, besitzen einen um vier Punkte höheren Intelligenzquotienten.[32]

WICHTIG ZU WISSEN

Der spezifische Herz-Kreislauf-Schutz des Fischöls lässt sich nur bedingt mit Omega-3-Fettsäuren aus pflanzlichen Quellen wie Lein-, Hanf- oder Rapsöl erzielen.

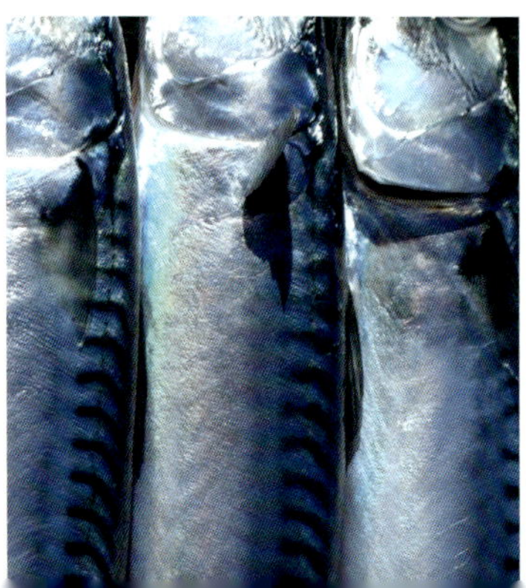

Der Verzehr von fetten Fischsorten, die reichlich Omega-3-Fettsäuren enthalten, kann die Stimmung positiv beeinflussen.

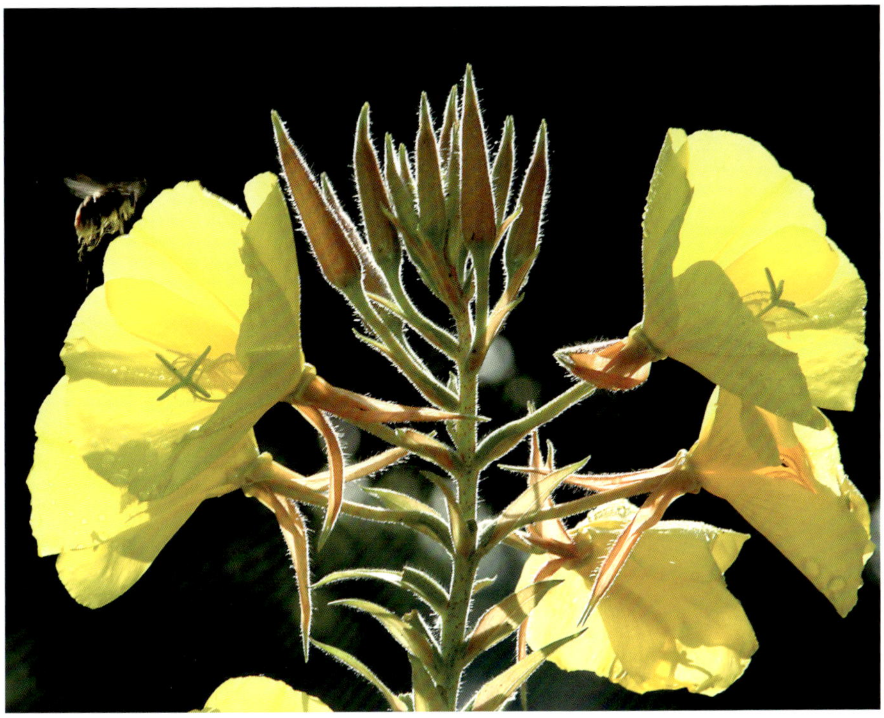

Wer zwischen Juni und August eine Nachtwanderung unternimmt, begegnet dabei vielleicht einer leuchtend blühenden Nachtkerze am Wegesrand.

(Oenothera biennis)

Nachtkerzenöl

Wenn es Nacht wird ...

... leuchtet die zitronengelbe, rosenähnliche Blüte der aufrecht wachsenden Oenothera biennis wie ein heller Kerzenschein. Und sie duftet so intensiv, dass die Nachtfalter sie umschwärmen, um sie zu bestäuben. Mit den ersten Sonnenstrahlen ist der Zauber vorüber, die Blüten der Nachtkerze schließen sich und fallen bald darauf ab. In den Sommernächten zwischen Juni und August – der Blütezeit der Nachtkerze – kann man dieses Mitternachtsmärchen erleben. Die Nachtkerze wächst seit Anfang des 18. Jahrhundert fast überall in Europa wild, am liebsten entlang der Eisenbahnschienen, da sie trockene und nährstoffreiche Böden bevorzugt.

In der Küche:

Alte Sprichwörter behaupten, dass ein Pfund der Nachtkerzenwurzel so viel Kraft gebe wie ein Zentner Ochsenfleisch. Die Nachtkerze zählt deshalb bis heute zu den typischen Pflanzen des Bauerngartens, auch wenn sie heute nur noch als Zierpflanze angebaut wird. Essbar sind Wurzel, Blätter, Blüten und Samen. Die Wurzel kocht man wie Schwarzwurzeln oder Pastinaken in Fleischbrühe. Die gekochten Wurzeln können auch in Scheiben geschnitten und mit Essig und Öl angemacht werden. Geerntet werden die rübenförmigen Wurzeln vom Herbst des ersten Jahres (Rosettenstadium) bis zum Frühjahr. Die Blätter eignen sich gut für Dekorationszwecke.

Nachtkerzenöl-haltige Lotionen oder Cremes können eine trockene und raue Haut bessern. Um Hautausschläge zu lindern, können die zerstoßenen Nachtkerzensamen auch direkt auf die betroffene Hautstelle aufgetragen werden.

Die Nachtkerze ist eine sehr alte Heilpflanze mit Ursprung in Nordamerika. Die Indianer nutzten sie insbesondere zur Behandlung von Hauterkrankungen und Verletzungen wie die moderne Medizin das auch heute noch macht, denn Nachtkerzensamenöl ist als Heilmittel in der Therapie von Neurodermitis zugelassen. Das Öl des Nachtkerzensamens liefert dem Körper die essentiellen Fettsäuren Linolsäure und Gamma-Linolensäure. Beide Fettsäuren dienen dazu, allergische und entzündliche Reaktionen im Körper zu verhindern beziehungsweise zu mildern. In der Naturheilkunde wird Nachtkerzenöl (innerlich eingenommen) zur Milderung von Menstruationsbeschwerden eingesetzt und zur Erleichterung der Symptome bei Neurodermitis. In diesem Zusammenhang gilt eine langfristige Einnahme von Nachtkerzenöl über Monate als sinnvoll.

Nahrungsergänzungsmittel

Nachtkerzenöl steht als Fertigarzneimittel in Kapselform zur Verfügung.

Borretschöl

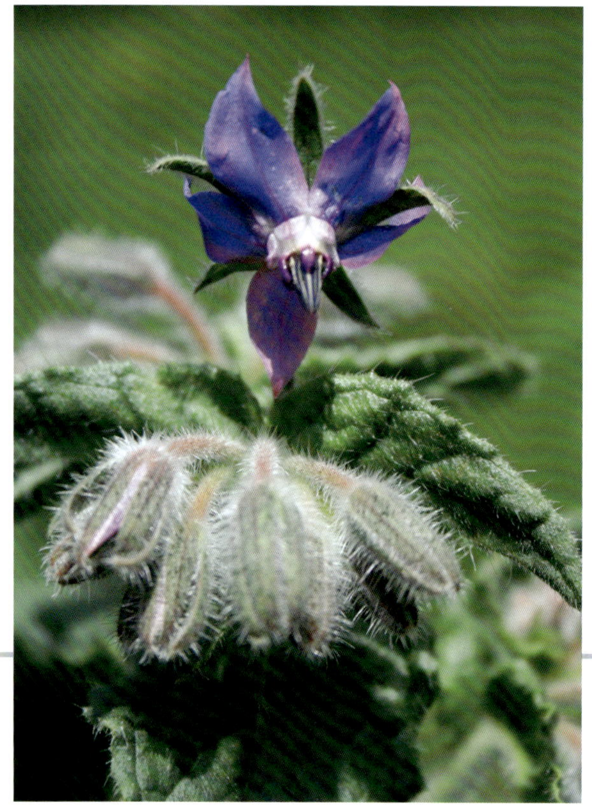

Das ursprünglich im Mittelmeerraum beheimatete Raublattgewächs Borretsch (Borago officinalis) wird schon lange in Europa kultiviert. Andere Bezeichnungen, wie Herzfreude, Wohlgemut und Liebäuglein, weisen auf eine Wirkung hin, für die es seit dem Mittelalter gerühmt wird. Dem Borretsch wurde die Fähigkeit zugeschrieben, Menschen fröhlich zu machen. Er tröste das Herz, vertreibe die Melancholie und schenke Mut. Deshalb gab man auch den Kreuzfahrern zur mentalen Stärkung einen Abschiedstrunk aus Borretschblüten und die kräuterkundige Hildegard von Bingen schrieb: "Holdselige Borragenblumen mögen in Speise und Trank fröhlich benutzt werden. Sie erwecken den verzagten, traurigen Menschen zur Freude." Das Öl aus dem Borretschsamen ist besonders reich an Gamma-Linolensäure (20 Prozent).

Borago officinalis
Der Beiname officinalis verweist darauf, dass es sich um eine Pflanze handelt, die als Arznei anerkannt ist.

Zubereitungen aus Borretschsamenöl werden als Nahrungsergänzungsmittel innerlich und/oder äußerlich bei Hauttrockenheit, atopischem Ekzem (Neurodermitis) und innerlich bei rheumatoider Arthritis bzw. anderen Krankheitsbildern, die mit einem Mangel an Gamma-Linolensäure in Zusammenhang gebracht werden, verwendet.

In der Küche
Borretschblätter können wie Spinat zubereitet oder auch in Suppen gekocht werden, die blauen Blüten werden gerne in Salaten gegessen. Allerdings gibt man erst das Dressing auf den Salat und dann die Blüten, denn der Essig lässt die Farbe der Blüten in rot umschlagen. Übrigens: Borretsch ist ein Bestandteil der „Grünen Soße", einem typischen Gericht der deutschen Regionalküche, das sich besonders im Frankfurter Raum großer Beliebtheit erfreut.

WICHTIG ZU WISSEN

➲ Borretsch-Blätter enthalten eine Substanz (Pyrolizidin-Alkaloide), die, regelmäßig und in hoher Dosis zugeführt, die Leber schädigen kann. Man sollte Borretsch-Blätter deshalb nicht so häufig und in größeren Mengen verzehren. Das aus den Samen gewonnene Öl ist dagegen praktisch frei von den schädlichen Alkaloiden, sofern es durch Kaltpressung gewonnen wurde.

Ego borago,
gaudia semper ago! –
„Ich , der Borretsch,
bringe immer Freuden",
schrieb schon der antike
Schriftsteller Plinius

Traubenkernöl

Traubenkernöl ist intensiv in Farbe, Geruch und Geschmack – leicht würzig und wunderbar aromatisch. Es zählt zu den wertvollsten Speiseölen der Erde.

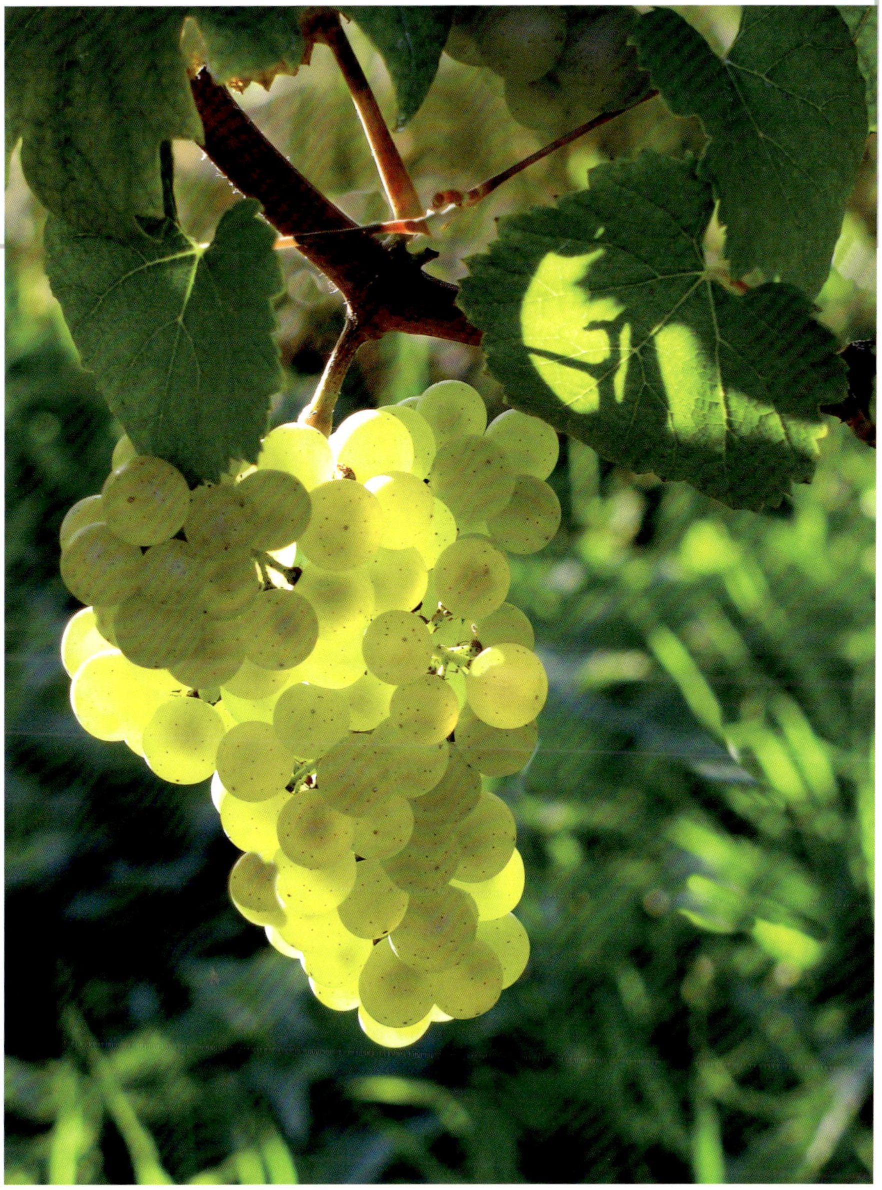

Traubenkernöl enthält sogenannte Procyanidine (OPC). Diese gelten als starke Antioxidanzien. Das antioxidative Potential von OPC ist 50-mal stärker als das von Vitamin E und 18,4-mal stärker als das von Vitamin C. Im Traubenkernöl unterstützt OPC die weiteren enthaltenen Antioxidanzien wie Vitamin E in ihrer Wirksamkeit.[33]

Traubenkernöl enthält dreimal mehr Vitamin E als Olivenöl. Vitamin E schützt die Gefäße vor Ablagerungen, hält Muskeln und Gelenke elastisch und verbessert die Libido.

In der Küche
Traubenkernöl wird wegen seines wunderbaren Geschmacks von Star-Köchen geschätzt. Kaltgepresstes, naturbelassenes Traubenkernöl eignet sich hervorragend zur Zubereitung von Kurzgebratenem. Seine bio-aktiven Wirkstoffe bleiben dabei in hohem Maße erhalten.

Leinöl

„Komm, wir machen eine Fahrt ins Blaue!" In der Zeit, als diese Redewendung noch gängig war, gab es noch reichlich Flachsfelder in Deutschland, die im Sommer herrlich blau blühten. Jahrzehnte von den Äckern verschwunden, erlebt die alte Kulturpflanze nun eine Renaissance. Denn ihr Öl – das Leinöl – erfreut sich wieder großer Beliebtheit.

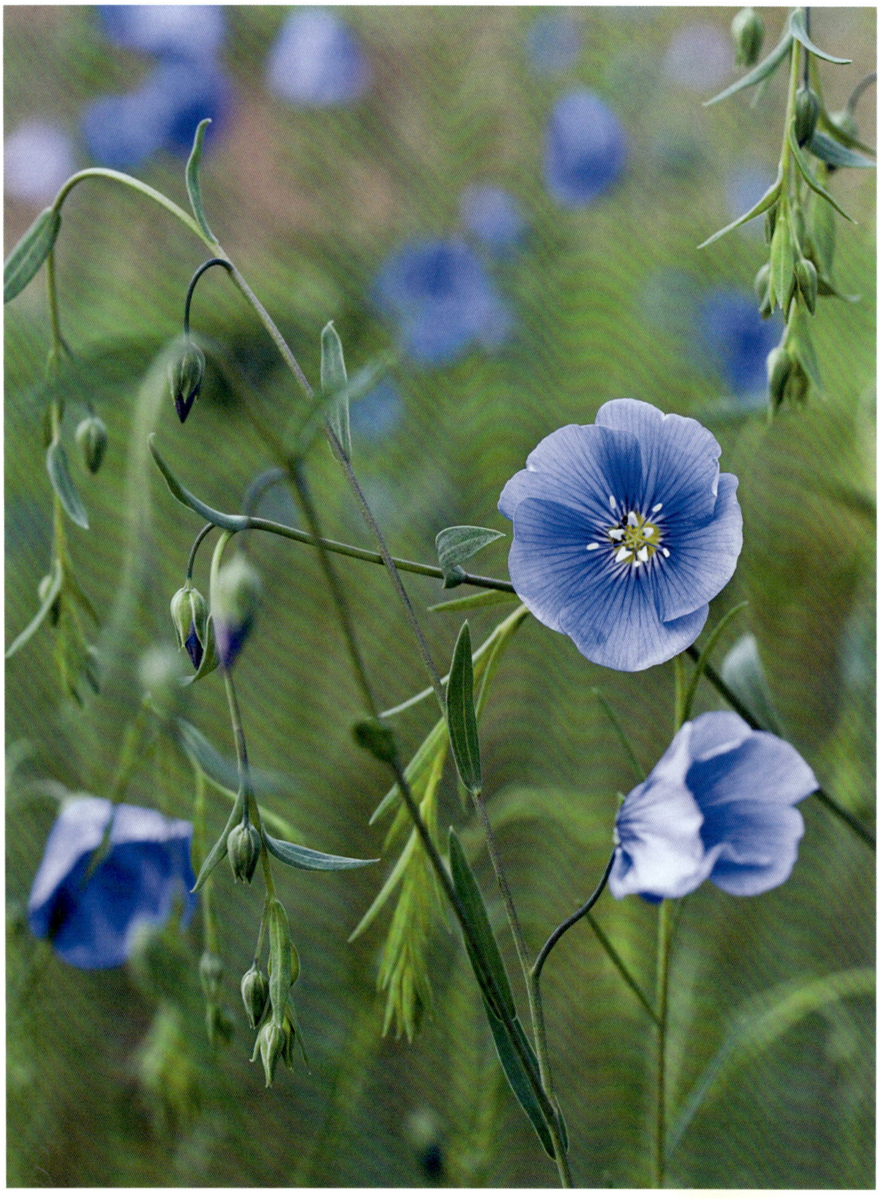

Alles begann 1924...

... und zwar mit Erscheinen der Warburg These (benannt nach dem Zellphysiologen und Nobelpreisträger Otto Heinrich Warburg, 1883 – 1970). Der Forscher belegte, dass Tumorzellen nur durch die Vergärung von Glukose überleben können. Heute weiß man darüber hinaus, dass Tumorzellen sogar absterben, sobald die Glukosevergärung unterbrochen ist, da sie von der Versorgung mit ihrem einzigen Treibstoff Glukose abhängig sind (belegt durch den Tumorbiologen Dr. rer. nat. Johannes Friedrich Coy, Darmstadt). Vor diesem Hintergrund versucht man in der Naturheilkunde darum auch über die Ernährung positiv Einfluss auf Krebserkrankungen zu nehmen. Und zwar durch eine spezielle Ernährung auf der Basis von Fett und Eiweiß, wie sie z. B. die Öl-Eiweiß-Kost nach Budwig anregt (benannt nach der Chemikerin Dr. Johanna Budwig, 1908 – 2003). Basis der Öl-Eiweiß-Kost ist hochwertiges, naturbelassenes Leinöl.

Leinöl enthält cirka 55 Prozent Omega-3-Fettsäuren, mehr als jedes andere Öl. Regelmäßig verzehrt kann Leinöl die Behandlung von Entzündungen und Allergien (positiv) unterstützen.

In der Küche

Leinöl ist aufgrund seiner Zusammensetzung sehr empfindlich gegenüber oxidativer Schädigung („ranzig werden") und nicht zum Braten geeignet. Frisch hat Leinöl eine herb-nussige Note, die sich in Kombination mit Quark oder saurer Sahne harmonisch entfaltet. Um die antioxidativen Wirkstoffe zu schützen, sollte Leinöl luft- und lichtgeschützt aufbewahrt werden.

Hanföl

In China und Indien liefert die wertvolle Hanfpflanze seit vielen Jahrhunderten den Rohstoff für Textilien, Speiseöl und Medizin. Bis zum Zweiten Weltkrieg war das auch bei uns so. Doch dann kam die Marihuana-Prohibition und mit ihr das Ende des Hanfanbaus. Erst seit den 90er Jahren ist der Hanfanbau wieder legitim, weil man das Rausch auslösende THC weitestgehend aus den Pflanzen herausgezüchtet hat. Wenig später entdeckten Forscher das Hanföl als echtes Ernährungs-Highlight, seitdem pressen die Ölmühlen den Hanfsamen wieder auf Hochtouren, was zu einer deutlichen Steigerung der Ölproduktion führte.

Als einziges Speiseöl enthält Hanföl die wertvolle Gamma-Linolensäure, kurz GLA genannt (Omega 6-Fettäure). GLA ist hilfreich bei der Behandlung von Neurodermitis und Rheumatoider Arthritis.

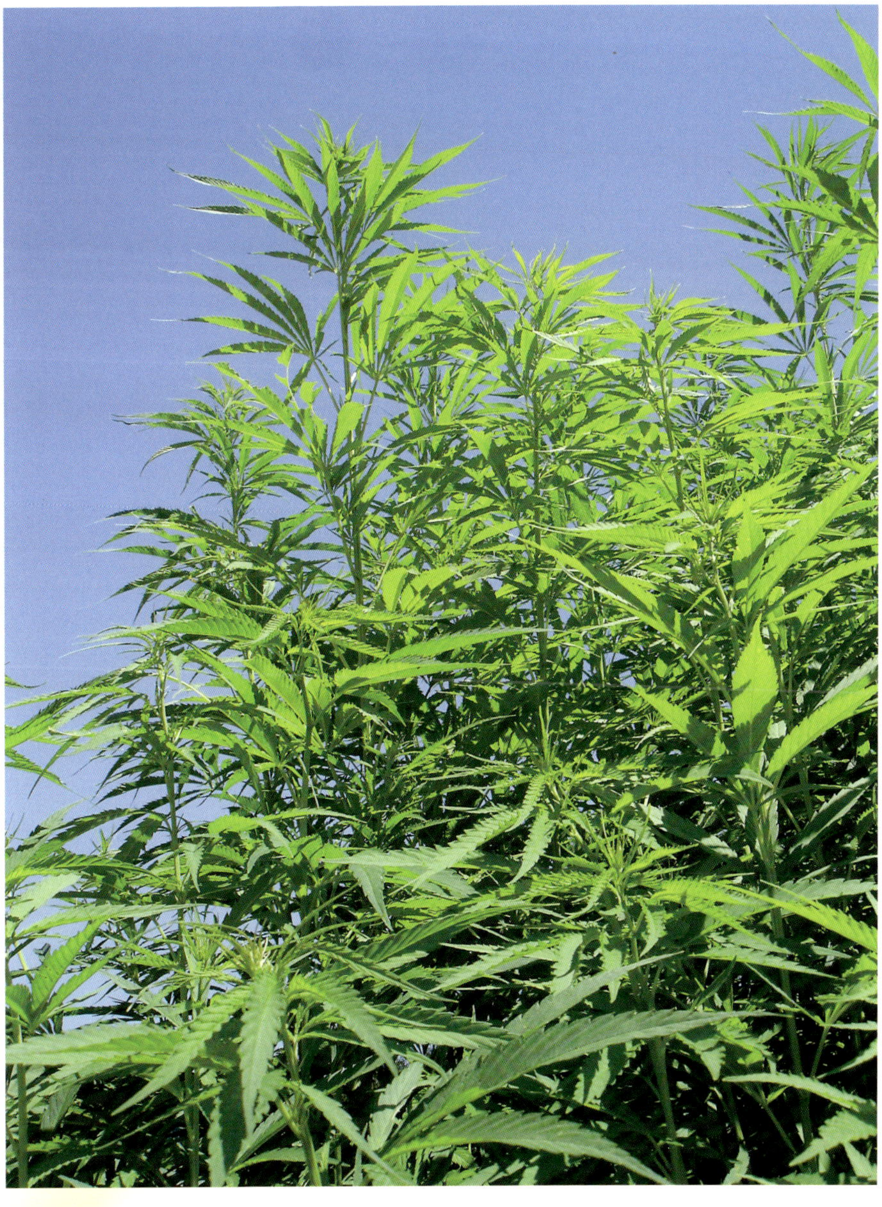

In der Küche

Hanföl schmeckt nussig bis kräuterartig und ist ein ausgezeichnetes Salatöl. Zum Braten ist es nicht geeignet, da sich ab 165 Grad C seine Fettsäuren zersetzen. Noch eine gute Eigenschaft: Hanföl lässt sich problemlos ohne Kühlung über mehrere Monate aufbewahren.

Besondere Nährstoffe

Alpha-Liponsäure, Coenzym Q10 und Rechtsdrehende Milchsäure (RMS) sind Nährstoffe, die in der Medizin Bedeutung erlangt haben.

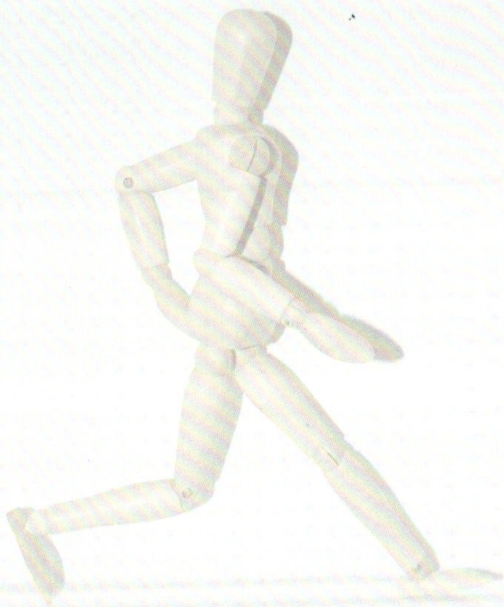

(Thioctsäure, Liponsäure)

Alpha-Liponsäure

Bereits in den 50er Jahren wurden Struktur, chemische Eigenschaften und physiologische Funktionen der Alpha-Liponsäure beschrieben. Das tatsächliche Potenzial der Liponsäure blieb aber – von der gelegentlichen Anwendung bei diabetischen Folgeerkrankungen (Neuropathien) abgesehen – lange unentdeckt. Dieser „Dornröschenschlaf" endete vor wenigen Jahren abrupt, als Forscher die starken antioxidativen Eigenschaften der Liponsäure entdeckten. Heute gilt die Liponsäure als Hauptnährstoff im Kampf gegen die Freien Radikalen, aber auch als Mittel zur Steigerung der Gehirnleistung, gegen vorzeitiges Altern und zur Behandlung von Vergiftungen, Lebererkrankungen und hohen Blutzuckerspiegeln und Neuropathien bei Diabetikern.[34]

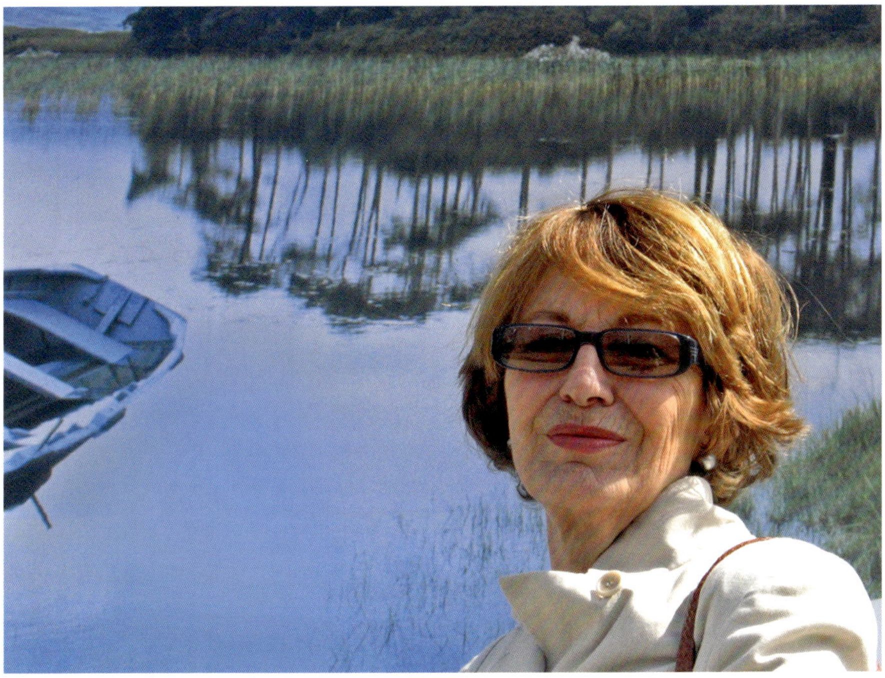

Bei Diabetikern ist die Abwehr gegen Freie Sauerstoffradikale häufig nicht mehr intakt. Als Folge können oxidative Nervenschäden (Neuropathien) auftreten. In einer Studie konnte gezeigt werden, dass Alpha-Liponsäure kurzzeitig hilft, diabetische Folgebeschwerden, die mit Schmerzen, Brennen, Kribbeln und Taubheitsgefühlen (zum Beispiel in den Füßen) einhergehen zu bessern.

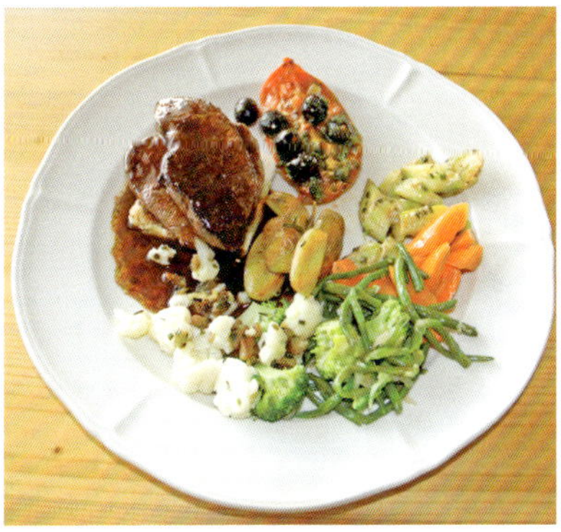

Welche Nahrungsmittel?

Alpha-Liponsäure ist vor allem in tierischen Nahrungsmitteln wie Leber enthalten. In pflanzlichen Lebensmitteln ist der Gehalt nur gering.

In der Küche

Auch wenn es teurer ist: Fleisch und Innereien sollten nur von biologisch ernährten und artgerecht gehaltenen Tieren gekauft werden.

Antioxidativ

Alpha Liponsäure ist eine antioxidativ wirksame Substanz, die der Körper selbst bilden kann, ähnlich wie Glutathion und Superoxiddismutasen (SOD). Die Liponsäure hat aber eine Eigenschaft, die sie einzigartig macht: Sie wirkt selbst als Radikalenfänger, schützt aber auch andere Antioxidanzien wie Vitamin C, Vitamin E, Glutathion und Coenzym Q10 vor dem Zerfall. Das geschieht, wenn Antioxidanzien Verbindungen mit radikalen Molekülteilchen eingehen, um diese zu neutralisieren. Liponsäure macht Antioxidanzien also wieder leistungsfähig. Sie kann aber auch dabei helfen, Nahrung besser in Energie umzuwandeln und den Abtransport von Giftstoffen aus dem Körper zu unterstützen.

WICHTIG ZU WISSEN

- **Unter Einnahme von Alpha-Liponsäure wird der Zucker im Körper besser verarbeitet. Das kann das Risiko für Unterzuckerungen erhöhen. Um diese individuelle Reaktion zu erkennen, muss der Arzt zu Beginn der Einnahme von Alpha-Liponsäure häufig die Blutzuckerwerte kontrollieren und die Dosierung der Antidiabetika oder des Insulins anpassen.**
- **Bei einer Krebsbehandlung mit Cisplatin darf nicht zugleich Alpha-Liponsäure eingenommen werden; das Krebsmittel wird sonst unwirksam.**
- **Wird Diabetes mit Sulfonylharnstoff-Tabletten behandelt, müssen diese bei einer ergänzenden Einnahme von Alpha-Liponsäure nach ärztlicher Anweisung niedriger dosiert werden.**
- **Eisen- oder magnesiumhaltige Mittel dürfen nicht zusammen mit Alpha-Liponsäure eingenommen werden, weil sie die Liponsäure binden und unwirksam machen.**
- **Alpha-Liponsäure-Präparate sollten mindestens 1/2 Stunde vor dem Essen eingenommen werden, jedoch nicht mit Milch oder Milchprodukten. Das darin enthaltene Calcium bindet Alpha-Liponsäure und macht sie unwirksam.**
- **Alkohol kann die Wirkung von Alpha-Liponsäure abschwächen.**

(Ubichinon, UQ, Coenzym Q oder Q)

Coenzym Q10

Coenzym Q10 zählt zu den Antioxidanzien. Es schützt die Zellen vor oxidativen Schäden durch Freie Radikale. Diese entstehen zum Beispiel bei der Energiegewinnung der Zellen, die in einer chemischen Reaktion in den Mitochondrien abläuft, den „Kraftwerken" der Zellen, die Teil der Zellen sind. Die Mitochondrien werden auch als Atmungskette der Zelle bezeichnet. Q10 übernimmt bei der Energiegewinnung die Funktion eines Katalysators, neutralisiert also schädliche Zellstoffwechselprodukte. Organe mit besonders hohem Energieumsatz verfügen über die größten Mengen Q10. Allen voran das Herz.

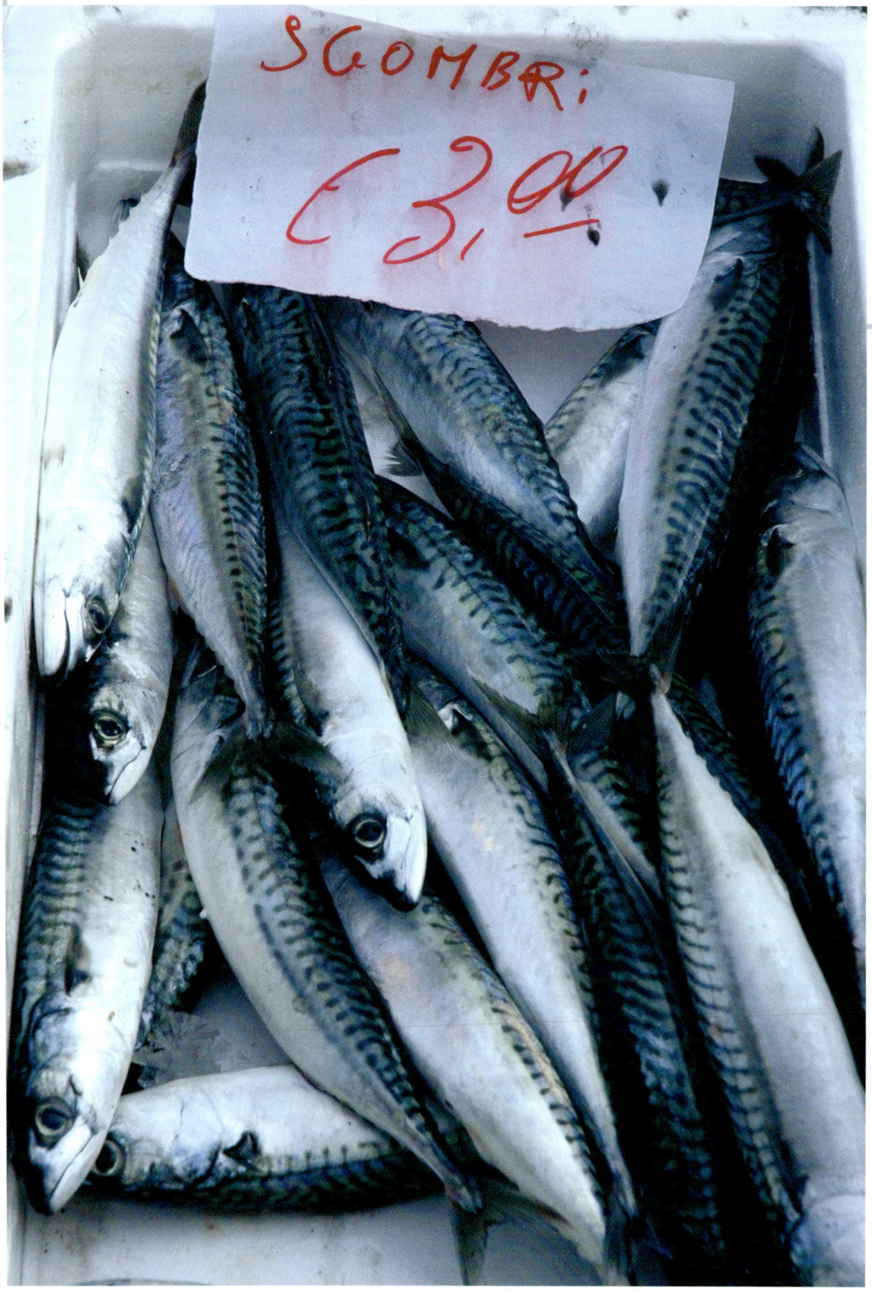

Herzbeschwerden werden meist von einem auffällig niedrigen Q10-Status begleitet. Wird der Wirkstoff-Spiegel durch Q10-Supplemente auf ein optimales Niveau angehoben, bessert das nicht nur das Wohlbefinden und die Vitalität des Patienten, sondern verringert auch die Beschwerden. Bei Herzmuskelschwäche (Herzinsuffizienz) beispielsweise kann eine erhöhte Q10-Konzentration die Pumpleistung des Herzmuskels stärken und stabilisieren. Auch die Blutzufuhr zum Herzen wird durch Q10 verbessert.[37]

Welche Nahrungsmittel?

Q10 kommt vor allem in Nüssen und bestimmten Fischsorten vor. Besonders reich an Coenzym Q10 sind Makrelen und Sardinen. Allerdings müsste man rund 1,6 Kilogramm davon essen, um 100 mg Coenzym Q10 aufzunehmen. In Zeiten erhöhten Bedarfs ist daher die Verabreichung von Coenzym Q10-Supplementen die wirksamste Methode, den Spiegel zu halten.

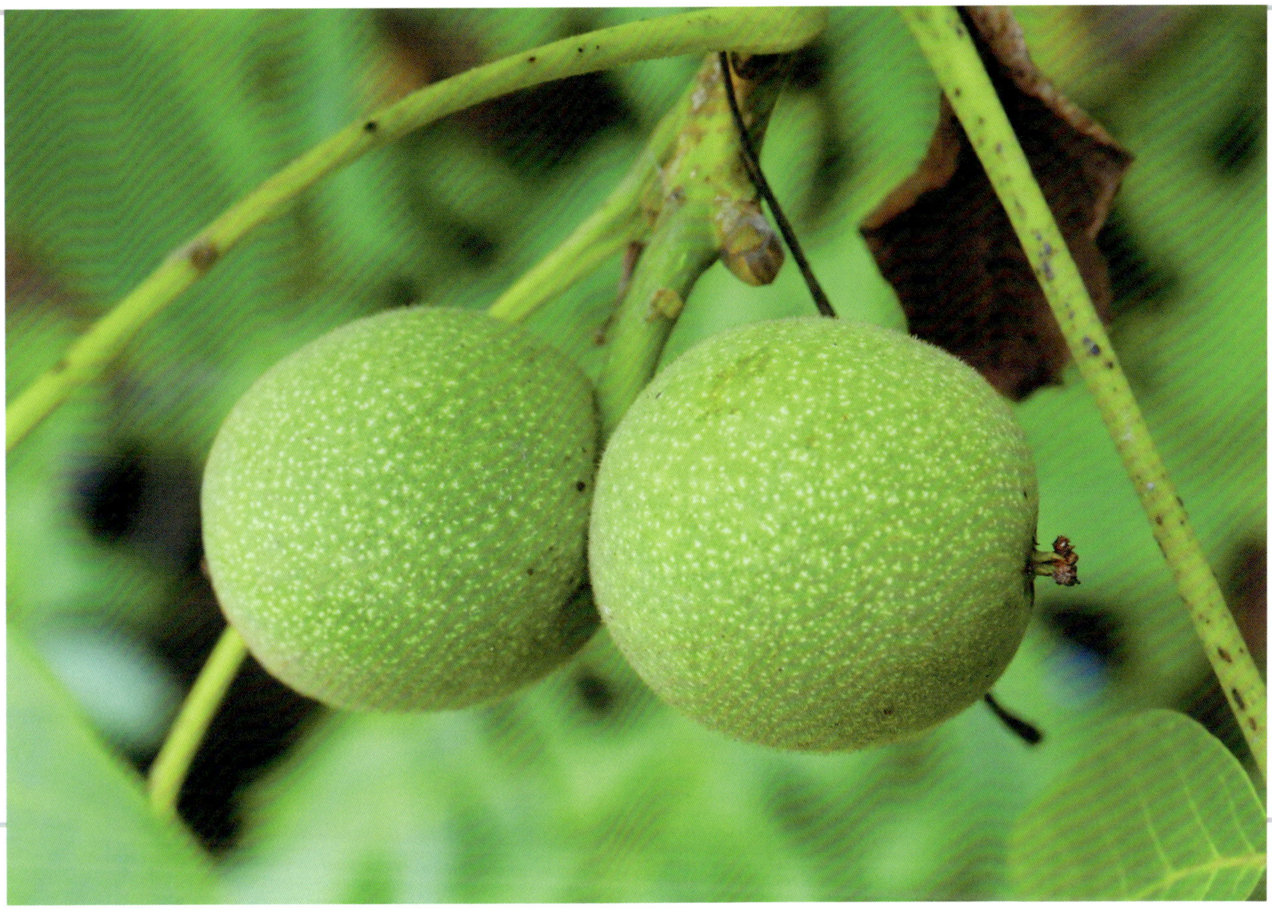

In der Küche

Öliger Fisch wie Sardinen sind eine gute Nährstoffquelle für Q10. Aber auch Kohl. Doch das Kochen kann das Coenzym Q10 darin zerstören.

Wo kann Q10 helfen?

- zur Immunstimulation und zur besseren Verträglichkeit von konventionellen Krebstherapien[35]
- bei Migräne: Nach einer Studie aus der Schweiz soll die Einahme von dreimal 100 mg Q10 täglich die Häufigkeit von Migräne-Attacken reduzieren und die Schmerzen um etwa 50 Prozent lindern.[36]
- Q10 kann, wie Vitamin C auch, verbrauchtes Vitamin E im Körper wieder aufarbeiten und damit für den Körper wieder verfügbar machen (Vitamin E-Spareffekt).

Q10-Produktion

Coenzym Q10 ist eine vitaminähnliche Substanz, die der Körper produzieren kann, mit steigendem Alter allerdings immer schlechter: Der Organismus eines 40-jährigen Menschen produziert bereits etwa 30 Prozent weniger Q10 als der eines 20 jährigen und der Organismus eines 80-jährigen Menschen sogar etwa 80 Prozent weniger.

WICHTIG ZU WISSEN

- **Statine (eine Arzneistoffgruppe zur Senkung der Blutfettwerte) können zu einem Q10-Mangel führen. Dieser kann sich zum Beispiel durch Muskelbeschwerden bemerkbar machen.**
- **Manche Arzneimittel behindern auch die körpereigene Q10-Gewinnung. Dazu zählen unter anderem Betablocker, CDE-Hemmer, L-Dopa, Phenothiazine und trizyklische Antidepressiva.**
- **Rauchen, Alkohol und Stress wirken sich ungünstig auf die Q10-Bildung aus.**
- **Die körpereigene Bildung von Coenzym Q10 wird durch eine ergänzende Einnahme nicht beeinträchtigt. Das Coenzym wird sehr gut aufgenommen und nicht durch Magensäure inaktiviert.**

RMS

Rechtsdrehende Milchsäure (L+)

Das Säure-Basen-Gleichgewicht ist maßgeblich für eine gute Gesundheit. Die Störung dieses Gleichgewichts zugunsten eines Säureüberschusses kann den Boden für Erkrankungen bilden. Patienten mit chronischen Erkrankungen und Krebs leiden zum Beispiel pathologisch an einer Übersäuerung. Diese mündet meist in eine Regulationsstarre, das heißt, die Selbstheilungskräfte des Körpers sind außer Kraft gesetzt, weshalb Therapien nicht selten erfolglos bleiben. Darum nimmt die Regulierung des Säure-Basen-Gleichgewichts bei vielen naturheilkundlich orientierten Ärzten eine wichtige Stellung ein – als Basis für eine optimale Therapieentfaltung. Rechtsdrehende Milchsäure (RMS) kann dazu beitragen, das Säure-Basen-Gleichgewicht zu regulieren.

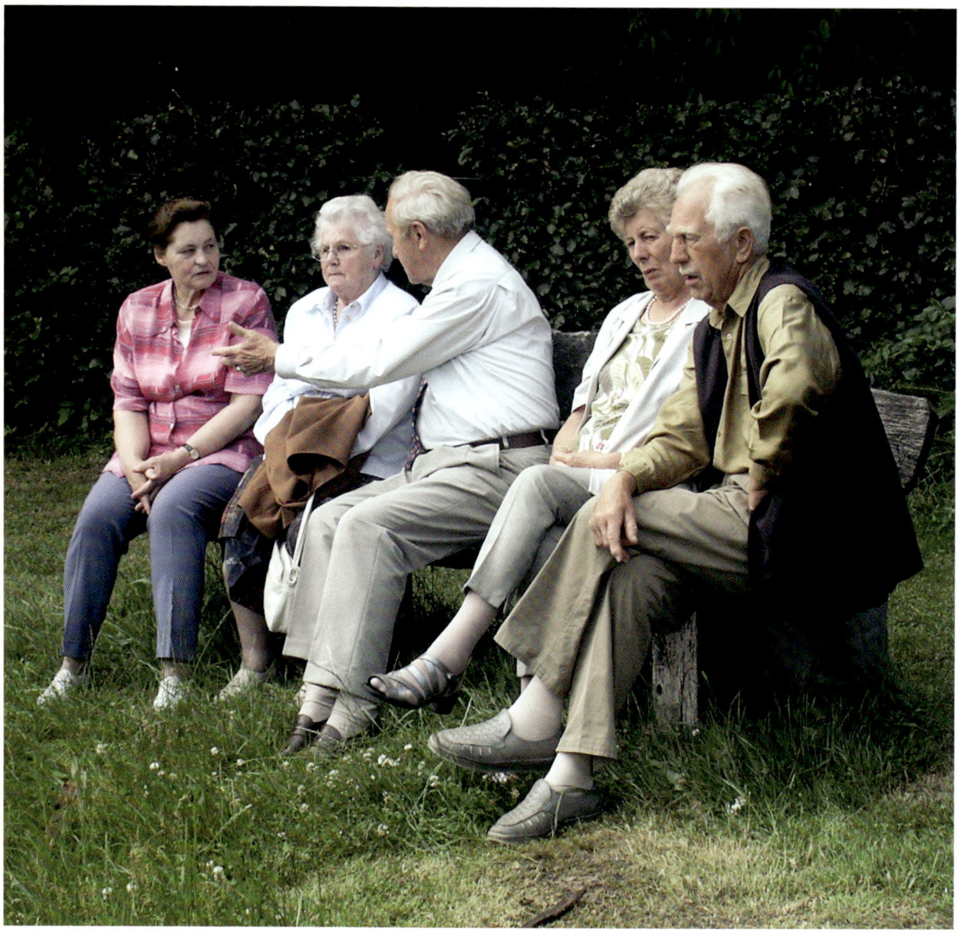

Der Milchsäurestoffwechsel wird zum Beispiel durch konventionelle Krebstherapien wie Chemo- und Strahlentherapie stark belastet. Rechtsdrehende Milchsäure kann auch zu einer besseren Verträglichkeit dieser Verfahren beitragen.

Der Einsatz von Rechtsdrehender Milchsäure ist aber auch überall dort angezeigt, wo gesundheitliche Störungen, beziehungsweise Erkrankungen mit einer pathologischen Übersäuerung einhergehen. Etwa bei

- Arthrose
- Asthma
- Rheuma
- Allergien
- Arteriosklerose
- Colitis ulcerosa, Morbus Crohn
- Ekzeme, Akne
- Kopfschmerzen, Migräne
- Myogelosen, Verspannungen
- Neuralgien
- Osteoporose
- Abwehrschwäche

Von einer Übersäuerung spricht man, wenn der Anteil Linksdrehender Milchsäure im Körper überhöht ist. Linksdrehende Milchsäure kann der Körper nicht allein abbauen, dafür wird ihre Verbindung mit der Rechtsdrehenden Milchsäure gebraucht. Der Überschuss an Linksdrehender Milchsäure wird in den Bindegeweben des Körpers eingelagert und kann auf lange Sicht vergiftend wirken. Die Übersäuerung beeinträchtigt die gesunde Zellatmung, lähmt damit die Energiegewinnung des Körpers und seine Selbstheilungskräfte und Erkrankungen können sich entwickeln. Das Heilfasten, eine gezielte Säure-Basen-Diät und die Einnahme von Rechtsdrehender Milchsäure stellen sinnvolle Maßnahmen dar, um die Übersäuerung zu beheben. Bei der Gabe von Rechtsdrehender Milchsäure verbindet sich diese mit der Linksdrehenden Milchsäure, die in den Säureüberschüssen im Bindegewebe eingelagert ist. Durch diese Verbindung kann die überschüssige Säure abgebaut und ausgeschieden werden.

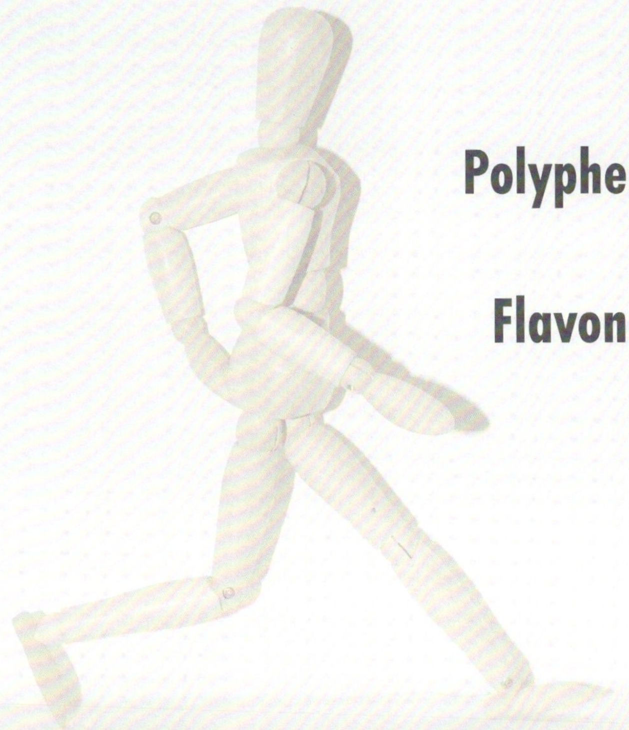

Polyphenole und Flavonoide

Als Polyphenole bezeichnet man die Geschmacks-, Gerb- und Farbstoffe der Pflanzen. Polyphenole haben die Aufgabe, Insekten anzulocken und Schädlinge abzuschrecken, so dass die Pflanze sich ungestört vermehren kann. Auch für den Menschen sind diese Pflanzenstoffe aus Obst und Gemüse gesundheitsfördernd. Insbesondere die so genannten Flavonoide, die vielen Obst- und Gemüsesorten ihre intensive Farbe verleihen. Die von der Europäischen Union in Auftrag gegebene Flora-Studie hat die Schutzwirkung der Pflanzenfarbstoffe bestätigt. Besonders stark profitiert der Herzmuskel von einer flavonoidreichen Ernährung.

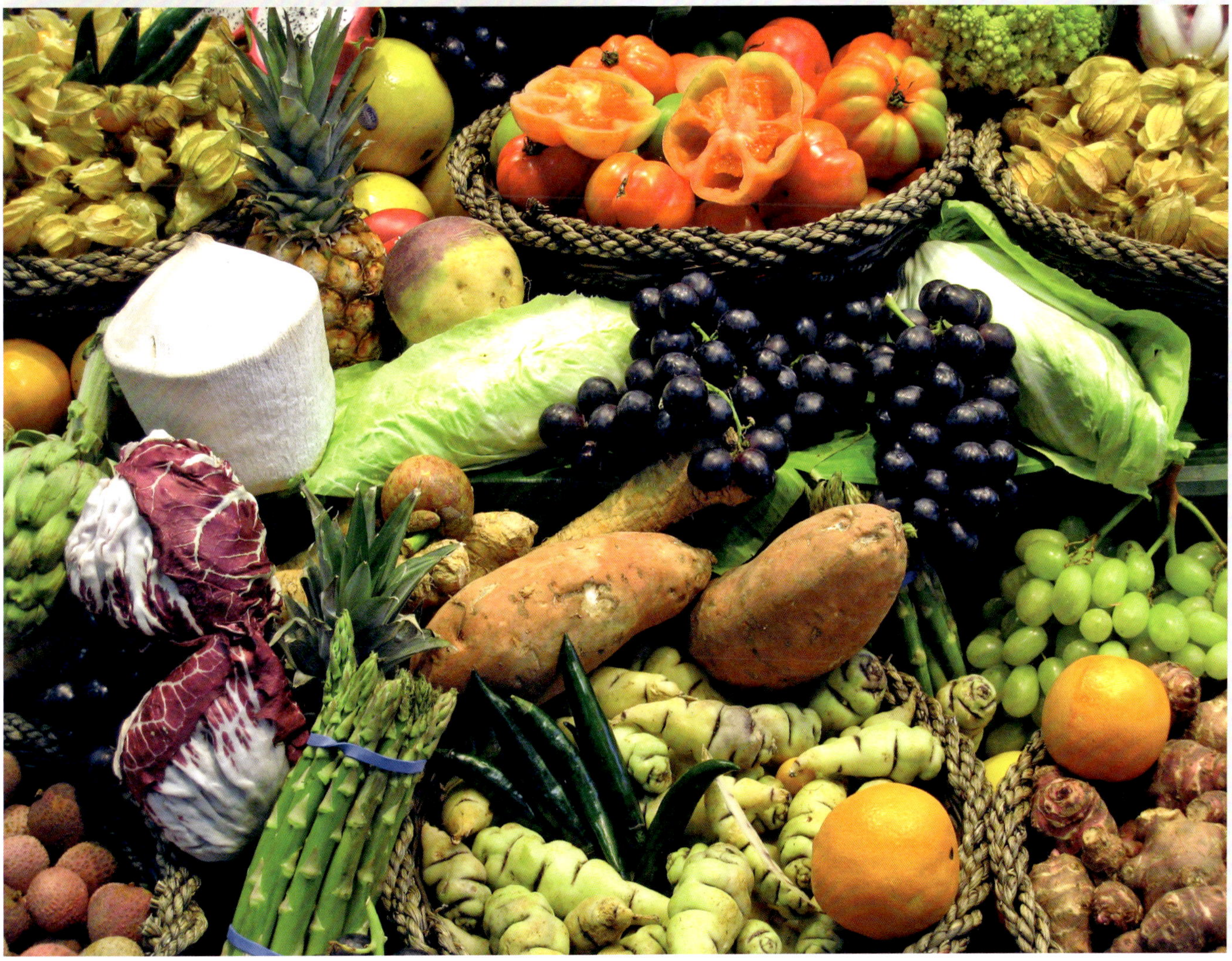

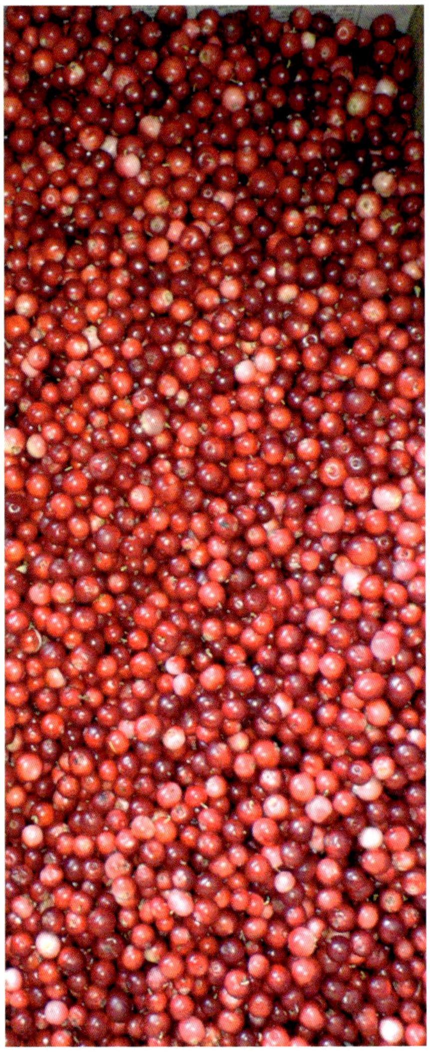

(Xanthaurin, 3, 3′, 4, 5, 7-Pentapentahydroxyflavone)

Quercetin

Das in unserer Nahrung am häufigsten vorkommende und auch am besten untersuchte Bioflavonoid ist Quercetin (von lateinisch quercus = Eiche). Quercetin gilt als natürliches Antihistaminikum und kann Ablagerungen in den Gefäßen (Plaque) verringern.

Studientelegramm:

- nach einjähriger Gabe einer quercetinreichen Granatapfelzubereitung konnte bei Patienten mit Arteriosklerose die Dicke der inneren Gefäßwand, der Arteria carotis, um 30 Prozent verringert werden, während sie in der Kontrollgruppe um neun Prozent zunahm.[38]
- eine kürzlich durchgeführte Studie ergab, dass Tomaten aus biologischem Anbau 79% mehr Quercetin enthielten als bei konventionellem Anbau.[39]

Welche Nahrungsmittel?

Quercetin ist das Hauptflavonoid in unserer Nahrung. Es ist in Zwiebeln, Äpfeln, Schnittlauch, Grünkohl, Preiselbeeren und Brombeeren enthalten, aber auch in Rotwein und Sherry. Rotwein, der im Eichenfass gelagert wurde, ist besonders quercetinreich. Rund 25 Milligramm Quercetin nehmen wir täglich durch die Nahrung auf. Bei einer täglichen Dosis von 1.500 Milligramm bescheinigt man dem Quercetin eine mögliche antitumoröse Wirkung.

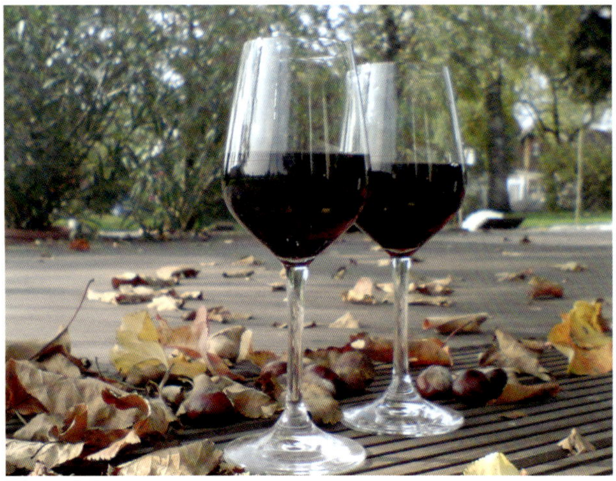

In der Küche

Durch das Schälen von Obst und Gemüse sinkt der Flavonoid-Anteil drastisch, denn speziell in den farbigen Schalen ist der Flavonoidgehalt hoch.

Wo kann Quercetin helfen?

- bei allergischen Reaktionen (Quercetin kann die Freisetzung von Histamin reduzieren und damit möglicherweise allergischen Reaktionen vorbeugen)
- bei Entzündungen (Quercetin kann die Bildung entzündungsfördernder Enzyme hemmen)
- bei hohem Blutdruck (Quercetin kann die Kapillargefäße elastisch halten)

WICHTIG ZU WISSEN

Klinische Studien an Patienten zeigen keine Nebenwirkungen, und zwar bis zu einer oralen Einzelgabe von vier Gramm oder 500 mg zweimal täglich über einen Monat.

Eine der wichtigsten Arzneipflanzen in der ayurvedischen Medizin Indiens ist der Gelbwurz (Curcuma). Die darin enthaltenen Curcuminoide – alle zusammengefasst nennt man sie Curcumin – helfen beispielsweise bei Beschwerden der Leber, Galle und Bauchspeicheldrüse. Curcumin gilt in Fachkreisen der Molekularwissenschaft aber auch als viel versprechender Wirkstoff in der Vorbeugung von Krebserkrankungen.

Curcumin

(Curcuma longa, Curcuma xanthorrhiza, Gelbwurz)

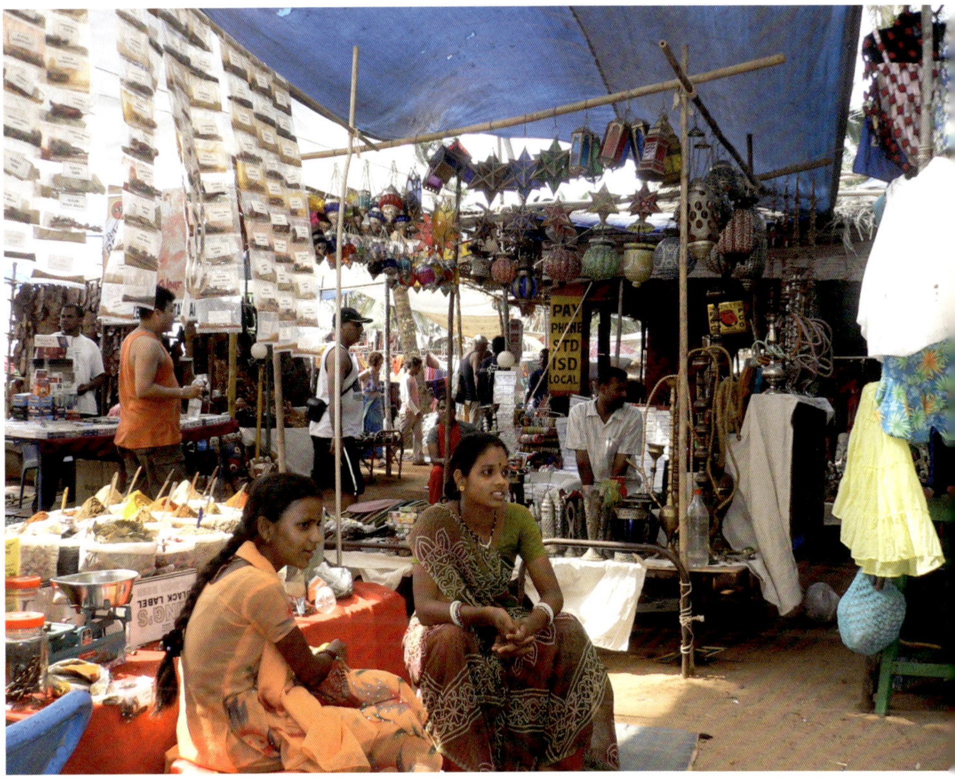

Die Hindus benutzen noch heute Curcuma zum Färben. Der Farbpunkt auf der Stirn entsteht durch Curcuma – nicht durch Henna, wie viele Menschen annehmen. Die Inderinnen mischen dazu Curcuma mit Lauge zu einem rotlich-braunen Pulver.

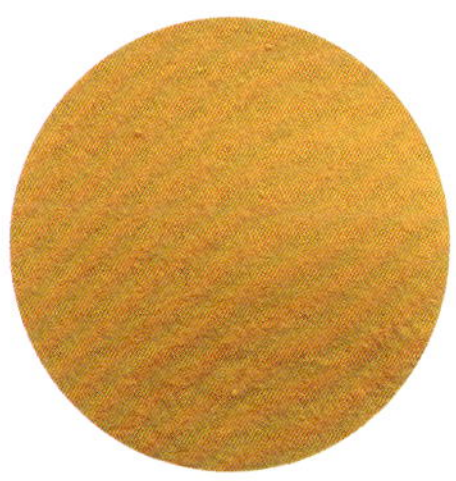

In der Küche

Currypulver werden in Indien nur für den Export hergestellt. In der indischen Küche werden sie so nicht verwendet. Die Inder nennen ihre Gewürzmischungen Masalas, das sind Curry-Gewürzmischungen, die beinahe jeder Haushalt anders zubereitet. Die Geschmacksrichtungen reichen von süß bis pikant.

Viele Menschen haben chronische Probleme mit der Fettverdauung. Das äußert sich zum Beispiel in Völlegefühl, Übelkeit und Verstopfung. Nicht selten liegt die Ursache für die Beschwerden darin, dass die Galle zu wenig Gallenflüssigkeit abgibt. Dadurch mangelt es im Darm an Gallensäure und die Fettverdauung kann nicht normal funktionieren. Curcumin kann bei diesen Beschwerden möglicherweise helfen, indem es die Funktion der Gallenblase in zweifacher Hinsicht unterstützt. Curcumin steigert die Gallensekretion und fördert die Gallenblasen-Entleerung. Für Menschen mit einem bereits bestehenden Gallensteinleiden kann die Einnahme von Curcumin allerdings gefährlich werden, wenn sich nämlich durch die aktivierte Gallenfunktion ein Stein löst und den Abfluss der Galle blockiert. Darum sollte Curcumin nur nach ärztlicher Entscheidung eingenommen werden.
Curcuma hat sich in mehr als zwei Dutzend Studien als Wirkstoff gegen Krebs erwiesen, unter anderem gegen Tumore an Prostata, Brust und Bauchspeicheldrüse.[40,41,42] In Indien, wo Curcuma täglich verzehrt wird, treten Erkrankungen wie Brust- oder Prostatakrebs deutlich seltener auf.

WICHTIG ZU WISSEN

Gelbwurz stammt von zwei verschiedenen Heilpflanzen ab, die beide in Südostasien angebaut werden. „Curcumawurzelstock" stammt von Curcuma longa, der „Javanische Gelbwurz" von Curcuma xanthorrhiza. Der „Javanische Gelbwurz" wird – wie der Name schon sagt – hauptsächlich auf Java angebaut und hat dort hat den Rang einer Nationalpflanze. Curcuma longa wird vorwiegend in Indien kultiviert und dort als heilige Pflanze verehrt. Beide Arzneipflanzen gehören zur Familie der Ingwergewächse und werden heute als therapeutisch gleichwertig angesehen.

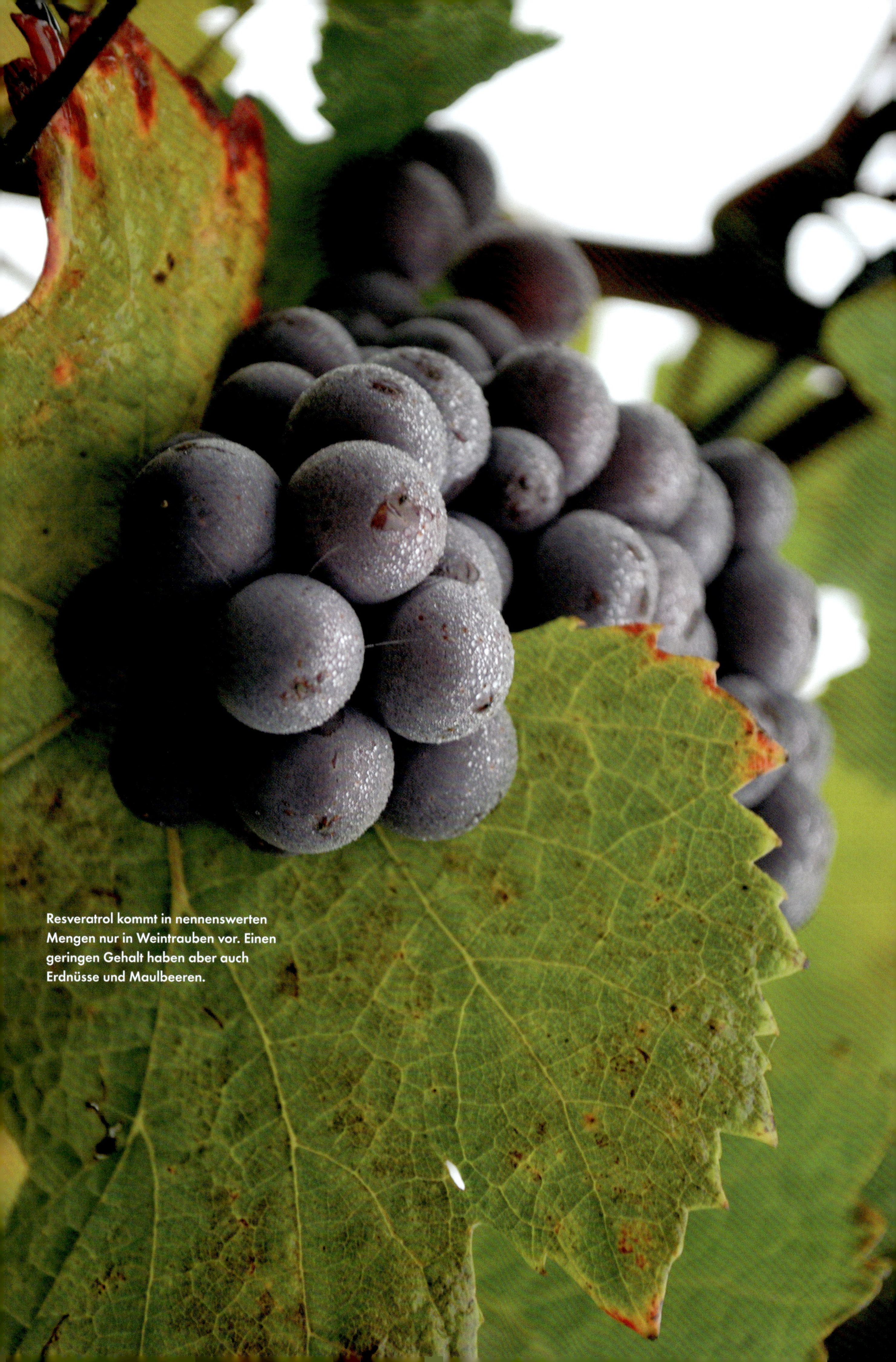

Resveratrol kommt in nennenswerten Mengen nur in Weintrauben vor. Einen geringen Gehalt haben aber auch Erdnüsse und Maulbeeren.

Resveratrol

In der Schale von Weintrauben ist ein bedeutendes Antioxidans enthalten: Resveratrol. Die Substanz zählt zur Gruppe der Polyphenole und wird seit Jahren intensiv erforscht. Mittlerweile weiß man, dass Resveratrol Arterienverkalkung vorbeugen und Krebszellen abtöten kann. Außerdem ist es der einzige Wirkstoff, der lebensverlängernd wirkt. Eine amerikanische Veröffentlichung bezeichnete „den Wirkstoff des Rotweins" auch als „Schweizer Armeemesser der Natur".

Studientelegramm

➤ Resveratrol kann bei bereits bestehender Krebserkrankung hilfreich sein, indem es hemmend auf ein Protein einwirkt, welches für das Überleben von Krebszellen entscheidend ist. Dies wiederum leitet bei den betroffenen Krebszellen einen Selbstzerstörungsmechanismus ein, im Fachjargon als Apoptose bezeichnet.[44]

➤ Resveratrol kann möglicherweise auch den Erfolg konventioneller Krebstherapien wie Chemo- und Strahlentherapie unterstützen, indem es bestimmte Karzinome gegenüber den Schadeffekten dieser Therapien sensibilisiert.[43]

➤ Anfang der 1990er-Jahre berichteten Epidemiologen, dass die Herzinfarktrate in einigen Regionen Südfrankreichs – wo die Menschen viel Rotwein trinken – um 30 bis 40 Prozent niedriger liegt als in anderen europäischen Ländern und den Vereinigten Staaten. Man nannte dieses Phänomen „Französisches Paradoxon". Die kardioprotektive Wirkung des Resveratrols beruht darauf, dass der sekundäre Pflanzenstoff ein wichtiges Herz-Kreislauf-Schutzgen aktiviert (endotheliale NO-Synthese). Erhöhte Resveratrol-Konzentrationen schützen damit wahrscheinlich vor Thrombose, Bluthochdruck und Arteriosklerose.[44]

➤ Resveratrol ist die derzeit einzige Substanz, für die eine signifikante lebensverlängernde Wirkung nachgewiesen werden konnte. Es bewirkt über die Aktivierung so genannter Sirtuine (SIR) eine vermehrte DNA-Reparatur in der Zelle, wodurch die Einzelzelle länger überlebt. Diese Eigenschaft macht es zur wirkungsvollsten Substanz in der Anti-Aging-Medizin.[43]

Japanischer Knöterich

Auch in der traditionellen japanischen Medizin und in der Heilkunst des Ayurveda werden die vielfältigen positiven Eigenschaften des Resveratrols genutzt, und zwar mit Hilfe des japanischen Knöterichs (Polygonoum cuspidatum), einer Heilpflanze mit einem enorm hohen Resveratrolgehalt. In Japan nennt man sie Ko-jo-kon, in der indischen Ayurveda-Medizin ist sie als Darakchasava bekannt. In Europa wurde man auf Resveratrol aufmerksam als mögliche Erklärung des „Französischen Paradoxons".

In der Küche

Mit Rotwein nimmt man mehr Resveratrol zu sich als mit Traubensaft, denn das Polyphenol löst sich besonders gut in Alkohol. Produktionstechnisch bedingt enthält Rotwein mehr Resveratrol als Weißwein. Besonders Resveratrol reicher Rotwein enthält etwa 10 mg pro Flasche.

WICHTIG ZU WISSEN

➲ **Die spezifischen positiven Effekte des Resveratrols bedürfen einer Zufuhr von circa 120 mg täglich. Diese Menge kann nur durch Einnahme eines Supplements gleichbleibend gesichert werden.**

➲ **Andere Rotweinpolyphenole wie Quercetin und Catechin können die Wirkung von Resveratrol positiv beeinflussen. Daher ist es vorteilhaft, wenn diese Substanzen ebenfalls in den Nahrungsergänzungpräparaten enthalten sind.**

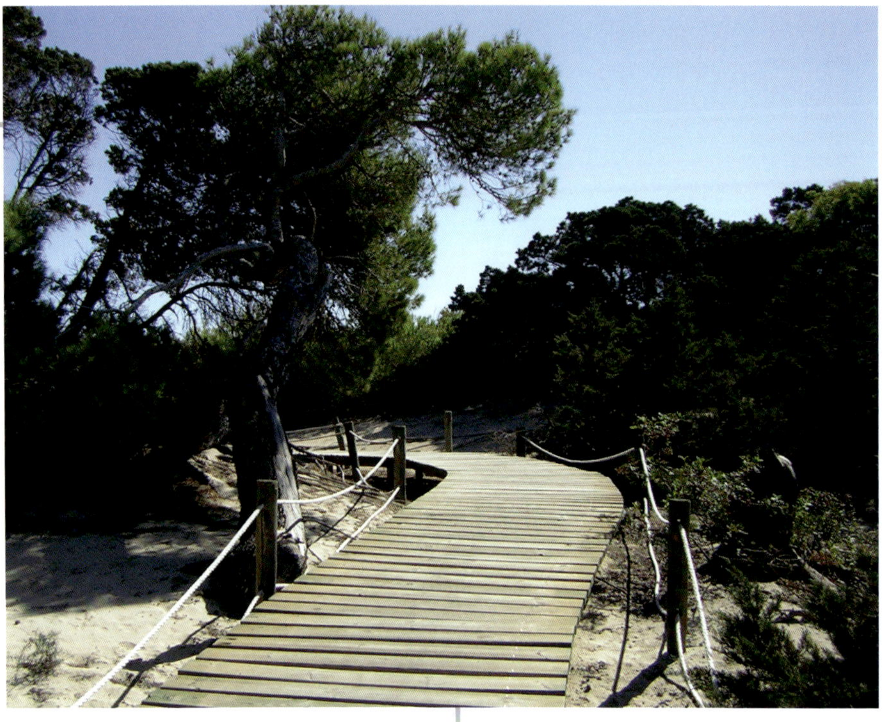

OPC (pinus pinaster)

Aus der See-Kiefer

Die See-Kiefer ist unter vielen Namen bekannt: Sie wird auch als Stern-Kiefer, Igel-Kiefer, Meer-Fichte, Meer-Miche, Meer-Fuhre, Meer-Kiefer, Seestrand-Kiefer oder Bordeaux-Kiefer bezeichnet.

In Gegenden, in denen sie wächst, trägt die Luft diesen typischen, ätherischen Duft, den Duft der See-Kiefer (Pinus pinaster, Syn.: Pinus maritima Lam.). Die See-Kiefer liebt die Nähe zum Meer, den sandigen und trockenen Boden dort. Nicht selten säumt sie in kleinen Kolonien auch die Strände der Mittelmeerküste und bildet den Strandbesuchern beliebte Schattenplätze. Den charakteristischen Duft verströmt das Harz der See-Kiefer. Es ist die Grundlage für das französische Medizinalterpentin, das zum Beispiel in Hustensäften und Hustenbonbons verwendet wird. Es gilt als auswurffördernd und keimtötend. Das ätherische Öl der Pinus pinaster ist OPC-haltig. OPC ist die Abkürzung für oligomere Proantho-Cyanidine.

OPC sind Bioflavonoide mit einer antioxidativen Wirkung, etwa 20-mal stärker als Vitamin C. OPC stehen in dem Ruf, Krankheitsprozesse, die durch oxidative Schädigungen ausgelöst werden, positiv zu beeinflussen. Dazu zählen chronische Entzündungen, Arteriosklerose, Allergien und die Zellalterung.

OPC gibt es einzeln als Wirkstoff oder innerhalb eines Kombinationspräparates mit anderen antioxidativ wirksamen Substanzen wie Vitamin C, E oder/und Q10.

Heilpilze

Sie haben so klangvolle Namen wie Maitake, Shiitake oder Ling Zhi: Die Rede ist von Medizinalpilzen. Die Therapie mit diesen Heilpilzen (Mykotherapie) ist ein wesentlicher Bestandteil der Traditionellen Chinesischen Medizin und wird in Asien seit Jahrhunderten praktiziert. Auch die moderne Ganzheitsmedizin in der westlichen Kultur hat die Behandlung mit Heilpilzen mittlerweile integriert. Heilpilze werden beispielsweise in der Immuntherapie eingesetzt und in der Regel gut vertragen.

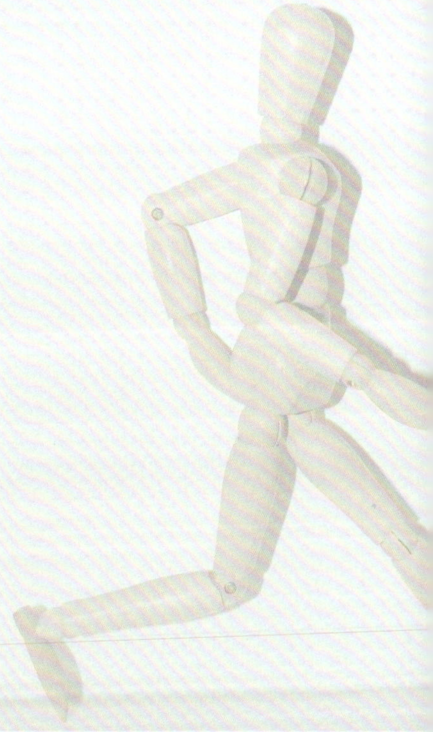

Maitake + Shiitake

Maitake (Klapperschwamm)
Der Maitake, auch Klapperschwamm genannt, wird hauptsächlich in der Behandlung von Diabetes eingesetzt. Bei Diabetes-Typ II soll mit Hilfe des Medizinalpilzes die Sensitivität der Insulinrezeptoren erhöht werden, also die Fähigkeit des Körpers verbessert werden, Glukose zu erkennen.

Die unter anderem im Fruchtkörper des Maitake enthaltenen Polysaccharide sollen aber auch die Immunantwort stärken. Diese ist zum Beispiel bei Krebserkrankungen meist gestört.

Maitake ist reich an Ergosterol, der Vorstufe von Vitamin D. Vitamin D fördert die Calciumaufnahme und kann dadurch helfen, Osteoporose vorzubeugen.

Der Klapperschwamm wächst im Herbst an Eichen, Edelkastanien und Buchen in büschelförmigen Schwämmen mit graubraunen Hüten. Mittlerweile wird er auch auf Sägemehl kultiviert und ist pulverisiert in Kapseln als Nahrungsergänzungsmittel erhältlich.

Heilpilze gelten auch als wirksames Therapeutikum bei Diabetes und werden präventiv bei Herz-Kreislauf-Erkrankungen eingesetzt. Medizinalpilze sind natürliche Substanzen, darum kommt es in der Mykotherapie nicht zu unerwünschten Nebenwirkungen.

Shiitake
Köchen gilt der Shiitake als Delikatesse. In der modernen Ganzheitsmedizin wird er als erfolgreiches Therapeutikum angesehen, unter anderem in der Behandlung von Durchblutungsstörungen. Der Medizinalpilz kann sich günstig auf die Blutfettwerte auswirken und die Durchblutung anregen. Der Wirkstoff des Shiitake – Lentinan – ist in Japan als Medikament für die Behandlung von Magenkrebs zugelassen.

Shiitake liefert die Vitamine B_1, B_2 und B_3. Jede Körperzelle braucht Vitamin B_2, um Energie zu gewinnen. Die Nerven benötigen Vitamin B_2 für die Konzentration. Außerdem hat der Pilz einen hohen Gehalt an Calcium, Kalium und den Spurenelementen Zink, Eisen und Phosphor.

Wo kann Shiitake helfen?

- bei Migräne und Tinnitus
- bei geschwächten Immunfunktionen, zum Beispiel bei Krebs, AIDS, chronischen Erkrankungen und Allergien
- zur Vorbeugung von Erkältungen und Grippe

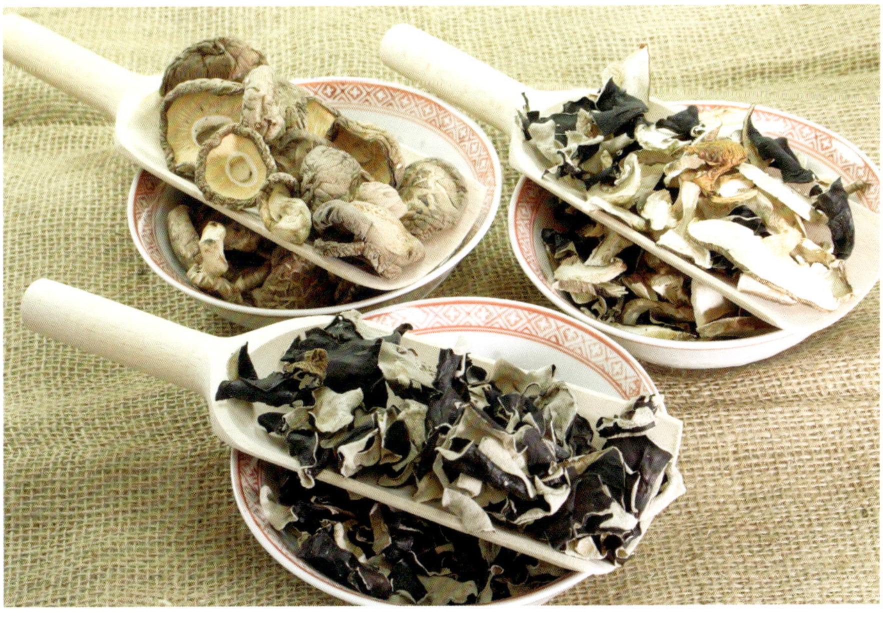

Pilze enthalten eine Vielzahl an ernährungsphysiologisch und pharmakologisch bedeutenden Substanzen. Dabei entfalten sie ihre außergewöhnliche Wirkung am besten bei Verwendung des gesamten Pilzes mit allen Inhaltsstoffen.

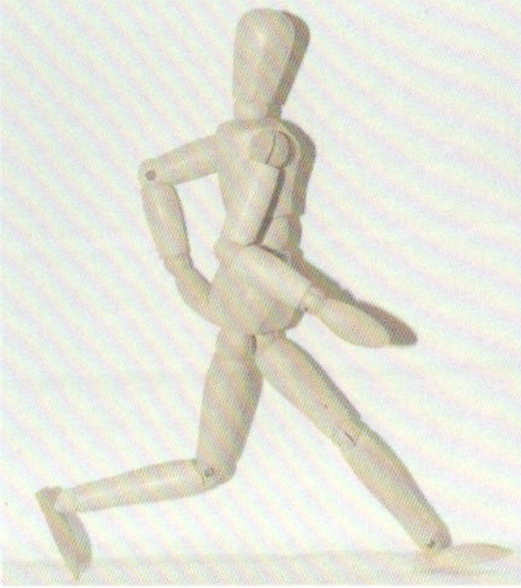

Pflanzenpower

Auf den folgenden Seiten genießen sie einige lesenswerte Ausflüge in das weite Feld der Pflanzenstoffe.

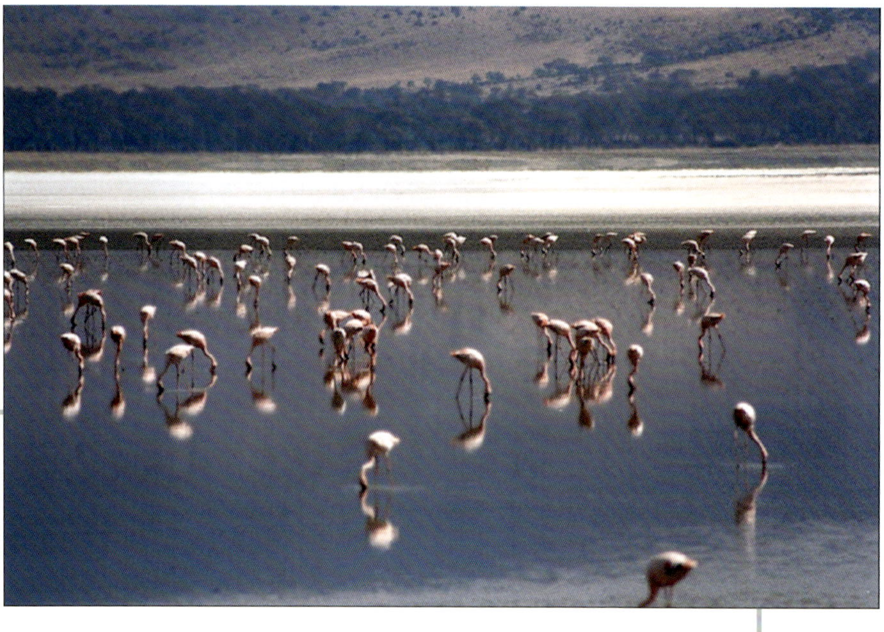

Flamingos leben in großen Kolonien an den Seen in Ost- und Zentralafrika. Sie ernähren sich von stark carotinhaltigen Spirulina-Algen und erhalten dadurch ihre rosa Farbe.

(spirulina platensis)

Spirulina

Keine Pflanze ist so reich an Pflanzenfarbstoffen wie die Alge, zum Beispiel an Chlorophyll. Es färbt Pflanzen grün und ermöglicht ihnen, das Sonnenlicht zum Aufbau von energiereichen Nährstoffen zu nutzen. Das Chlorophyll der Alge und das Hämoglobin (roter Blutfarbstoff) des Menschen sind sich in ihrer Struktur sehr ähnlich. Darum steht der Pflanzenfarbstoff in der Naturheilkunde auch in dem Ruf, die Blutbildung zu fördern.

Leben aus dem Wasser

Für die Hochkulturen Mittelamerikas, die Mayas und die Azteken, bildete Spirulina die Lebensgrundlage – für die Mitglieder des Kanembu-Stammes am nigerianischen Tschad-See ist sie es noch heute. In Europa wurde die nur 0,5 Millimeter lange und für das bloße Auge kaum sichtbare Mikroalge Ende der 1960er Jahre bekannt, als der belgische Botaniker Jean Leonhard sie auf seiner Sahara-Expediton kennenlernte und darüber berichtete. Schnell wurde klar: Hier handelt es sich um eine der ergiebigsten Quellen für hochwertiges Eiweiß und Vitalstoffe, die die Natur zu bieten hat. Spirulina-Algen enthalten zwischen 55 und 70 Prozent Eiweiß, also weit mehr als Rindfleisch, Milchprodukte, Eier oder Hülsenfrüchte (zum Beispiel Sojabohnen).

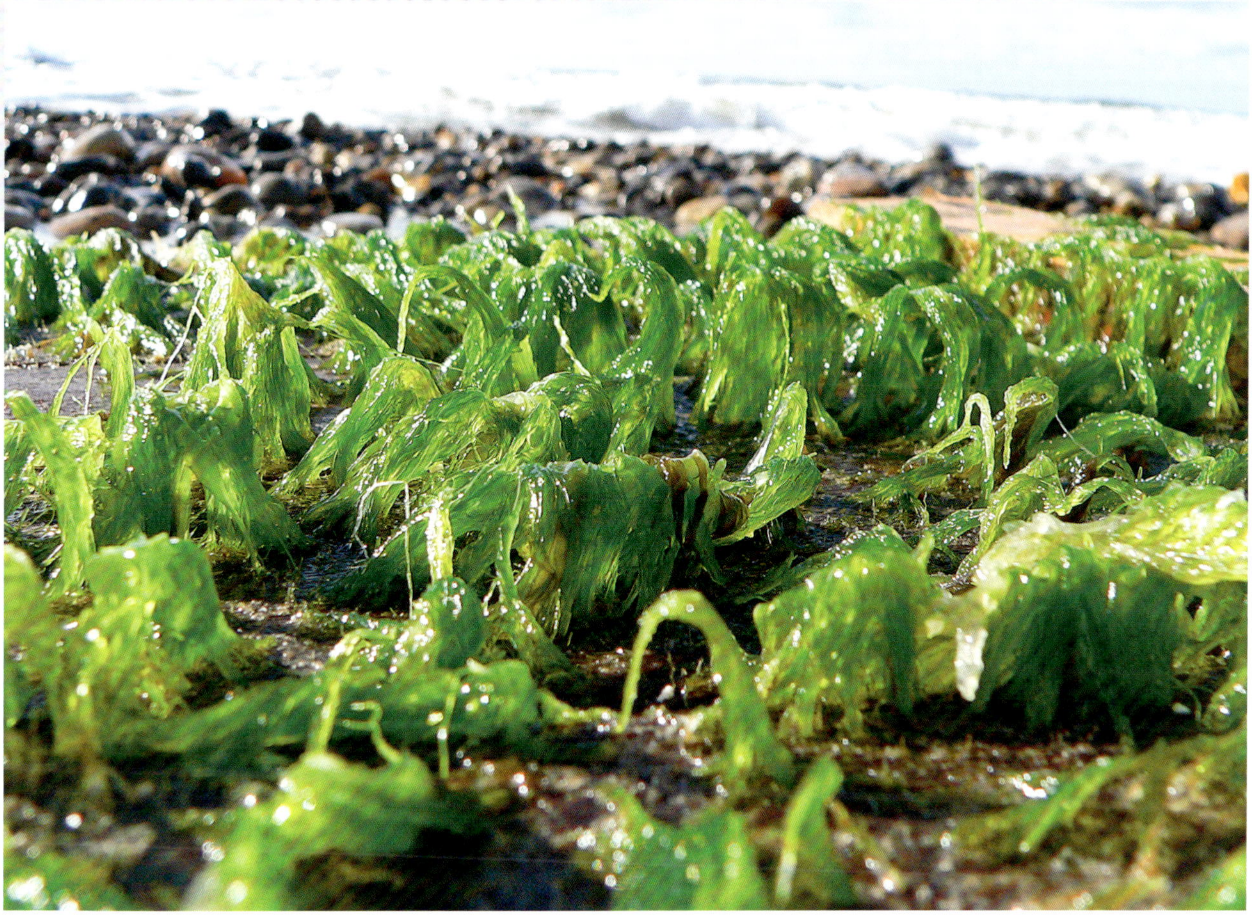

Darüber hinaus enthalten Spirulina-Algen

- alle essentiellen Aminosäuren, die der Mensch benötigt, um körpereigene Eiweiße aufzubauen.
- alle B-Vitamine.
- Beta-Carotin, 20– bis 30-mal mehr als frische Möhren.
- Mineralstoffe und Spurenelemente wie Chrom, Eisen, Kalium, Natrium, Calcium, Magnesium, Mangan, Molybdän, Phosphor, Selen und Zink.

Die basischen Mineralstoffe der Spirulina können die Säurenneutralisation unterstützen und den Abtransport der dabei entstehenden Abfallstoffe .

Biophotonen

Die Spirulina ist die lichtvollste Nahrung, die man kennt, das heißt, sie kann am meisten Lichtenergie aus der Sonne speichern und besonders viel in ihre Umwelt abstrahlen. Diese kleinen Lichtelemente, die sonnengereifte Früchte und eben auch die Alge in hohem Maße abstrahlen, nennt man Biophotonen. Man weiß: Je mehr Biophotonen ein Nahrungsmittel besitzt, desto wertvoller ist es für unsere Gesundheit, denn diese sind für die Kommunikation in und zwischen den Zellen unbedingt notwendig. Biophotonen enthalten Informationen, mit denen lebenswichtige biologische Prozesse im Körper des Menschen gesteuert werden.

Wo können Algen helfen?

- bei Antriebslosigkeit
- bei altersbedingt einseitiger Ernährung
- während einer Diät oder vegetarischer Ernährung
- im Wachstum
- bei Immunschwäche
- bei Stress und im Leistungssport
- in der Genesungsphase

90 Prozent des Sauerstoffs in unserer Atmosphäre werden von Algen produziert. Sie nehmen unermessliche Mengen an Kohlendioxid auf und setzen gleichzeitig Sauerstoff frei.

Nahrungsergänzungsmittel

Spirulina gibt es vielen Varianten: pur, als Tabletten, Kapseln oder Pulver. Nahrungsergänzungen sollten 100 Prozent Spirulina enthalten, schonend gepresst sein und nicht mit chemischen Farb- und Konservierungsstoffen sowie sonstigen gesundheitlich bedenklichen Zusatzstoffen tierischer oder synthetischer Herkunft versetzt sein.

(Malpighia glabra,
ehemals auch
Malpighia punicifolia)

Acerola

auch Acerolakirsche, Ahornkirsche, Antillenkirsche, Kirsche der Antillen, Puerto-Rico-Kirsche, Westindische Kirsche, Azerola, Jamaika-Kirsche

Inhaltsstoffe der Acerola

- Beta Carotin
- Vitamin C
- Vitamin B_1, B_2, B_3, B_6
- Calcium, Magnesium, Eisen

Wo kann Acerola helfen?

- zur Vorbeugung von Erkältungen und grippalen Infekten
- zur Stärkung der Immunabwehr
- zur Vorbeugung von Erkrankungen, deren Ursache die Schädigung durch Freie Radikale ist.

Die Frucht mit den vielen Namen gedeiht in den Staaten Mittelamerikas, in Florida und auf den karibischen Inseln: die Acerolakirsche. Als ganze Frucht verlässt sie so gut wie nie die Grenzen ihrer Heimat. Sie ist nämlich so dünnhäutig, dass sie einen Transport kaum unbeschadet überstehen würde. Trotzdem ist die Acerolakirsche weltweit bekannt. Das liegt an ihrem außergewöhnlich hohen Vitamin C-Gehalt. Es sind bis zu drei Gramm je 100 Gramm Fruchtfleisch! Mehr hat nur noch die Camu-Camu-Frucht (Myrciaria dubia).

Nahrungsergänzungsmittel

In Naturkost- und Reformwarenläden gibt es reinen Acerolasaft, aber auch Acerola in Pulver- und Tabletten-Form als Nahrungsergänzungsmittel.

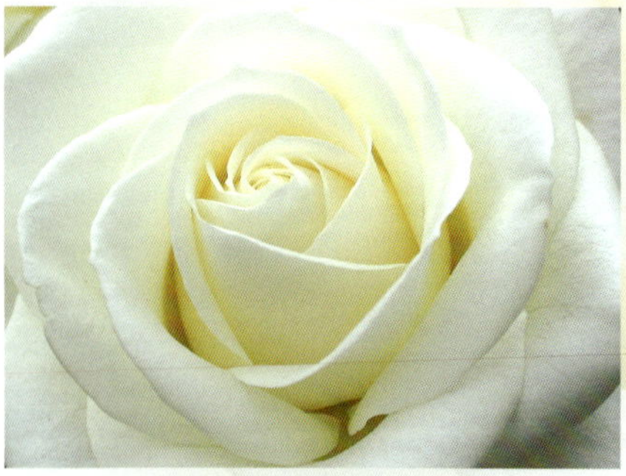

Die Acerolakirsche ähnelt in Farbe und Größe der hiesigen Kirsche, ist mit dieser aber nicht verwandt. Die Acerola gehört nämlich zur Familie der Rosengewächse.

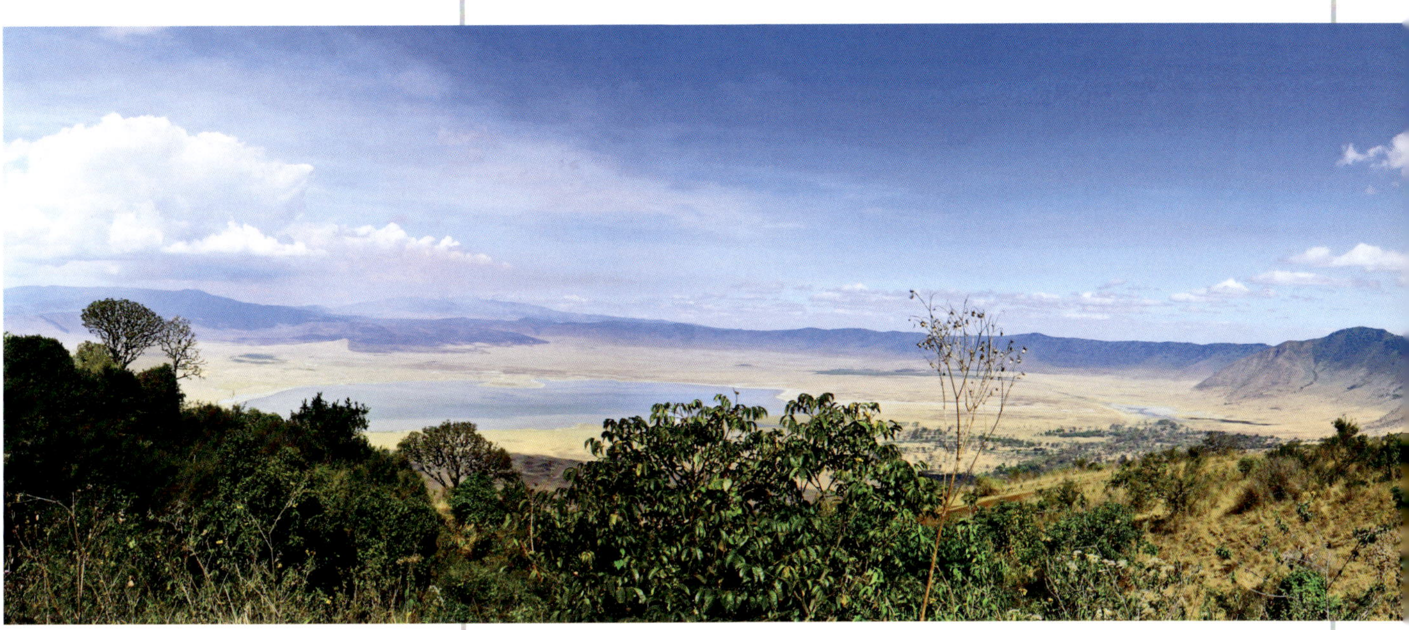

(Pygeum africanum)

Afrikanischer Pflaumenbaum

Pygeum africanum ist ein großer immergrüner Baum, der – wie sein Name schon verrät – in Afrika beheimatet ist. Er wächst in einer Höhe von 1000 bis 2500 Metern auf den Hochebenen von Süd- und Zentralafrika, den Hügeln Zaires, Kameruns und Angolas, aber auch auf Madagaskar, im Sudan und in Äthiopien. Die Rinde wird dort seit langer Zeit sehr wirksam gegen Prostata- und Blasenerkrankungen eingesetzt. In vielen europäischen Ländern wird Pygeum-Extrakt vor allem bei der Behandlung der gutartigen Prostatavergrößerung, der benignen Prostatahyperplasie (BPH), geschätzt. Die Drüsenvergrößerung äußert sich zum Beispiel durch starken Harndrang verbunden mit verzögertem Wasserlassen. Bereits 1971 wurde eine Studie über die erfolgreiche Anwendung von Pygeum veröffentlicht.[45]

WICHTIG ZU WISSEN

- **Die Prostata beginnt etwa ab dem 40. Lebensjahr bei den meisten Männern in unterschiedlichem Ausmaß zu wachsen. Gesetzliche Vorsorgeuntersuchungen (einmal im Jahr ab dem 45. Lebensjahr; empfohlen vom Bundesministerium für Gesundheit) bieten die Möglichkeit, die Gesundheit der Prostata regelmäßig zu checken.**
- **Bei Prostataproblemen ist es wichtig, den Zinkhaushalt im Gleichgewicht zu halten.**
- **Gezieltes Beckenbodentraining fördert die optimale Blutversorgung des Prostatagewebes, wodurch die Wahrscheinlichkeit einer Erkrankung reduziert werden kann.**

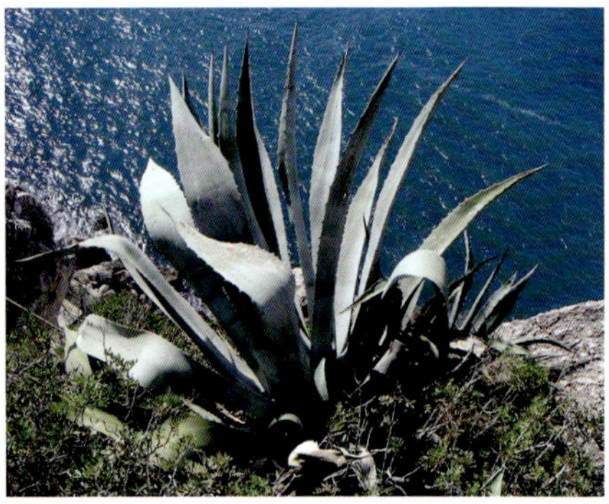

Die Aloe Vera ist ein erstaunliches Gewächs: Sie gedeiht auf trockenem Wüstenboden, wie etwa in Afrika und Australien und ist dabei in der Lage, einen enormen Wasservorrat in ihren Blättern anzusammeln. Dieses Feuchtigkeitsdepot ist nicht etwa flüssig, sondern gelartig und reich an Vitaminen, Mineralstoffen, Spurenelementen, Aminosäuren und sekundären Pflanzenstoffen. Einer der bekanntesten Bestandteile in der Naturheilkunde ist das Acemannan, eine langkettige Zuckerform, die das Immunsystem über den Darm stärken soll.

(Aloe barbadensis Miller, Aloe Vera Linné)

Aloe Vera

Der Wirkstoff der Aloe Vera – Acemannan – wird über den Darm – das größte Immunorgan – aufgenommen und in alle Zellmembranen eingelagert, was die Widerstandsfähigkeit gegenüber eindringenden Viren und Bakterien fördern soll.

Wo kann Aloe Vera helfen?

➤ zur Linderung von Rheumabeschwerden

Acemannan kann die Bildung von Gelenkschmiere (Synovia) fördern, die den Gelenkknorpel nährt und das Gelenk geschmeidig hält. Die weiteren Inhaltsstoffe Salicylsäure und Magnesium können sich zur Schmerzlinderung nützlich erweisen.

➤ bei der Heilung von Hautverletzungen

Den Inhaltsstoffen der Aloe Vera wird eine antibakterielle, die Wundheilung beschleunigende Wirkung nachgesagt. Darum wird die Aloe auch eingesetzt, um Hautschäden durch Strahlentherapie zu behandeln (innerlich und äußerlich).

➤ zur Steigerung der Vitalität

Die Aloe Vera enthält mehr als 160 verschiedene Nährstoffe, die die körperliche und geistige Leistungsfähigkeit und damit auch das Wohlbefinden anregen.

➤ als Schönheitselixier

Schon die altägyptischen „Schönheitsköniginnen" Kleopatra und Nofretete nutzten die Aloe Vera, um Bindegewebe und Haut zu straffen und stärken, was durch die hohe Wasserbinde-Kapazität und den Wirkstoffgehalt der Aloe Vera möglich ist.

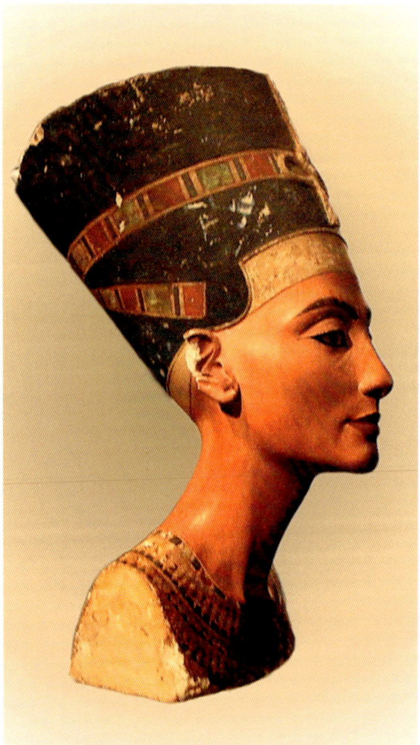

GESCHICHTE

Die Geschichte der Aloe Vera ist älter als die Bibel. Schon Hippokrates, griechischer Arzt und Vater der Medizin (460 bis 375 vor Christus), lobte die heilenden Eigenschaften der Aloe Vera. Er verabreichte diese gegen Geschwüre, Haarausfall und Magen-Darm-Beschwerden. Die Äbtissin und Naturheilkundige Hildegard von Bingen (1098 bis 1179) empfahl den Pflanzenextrakt darüber hinaus auch gegen Migräne und Zahnfäule. Alexander der Große führte die Aloe Vera bei seinen Feldzügen gar in einem eigens konstruierten Wagen mit sich, um die Wunden seiner Soldaten damit zu behandeln.

WICHTIG ZU WISSEN

➲ Es gibt Aloin-haltige Aloe-Vera-Produkte, die apothekenpflichtig sind und eine stark abführende Wirkung haben und Aloin-freie Produkte, die frei verkäuflich sind und von denen hier die Rede ist. Bei den Aloin-freien Produkten wird die Blattrinde der Aloe-Pflanze, die den abführenden Wirkstoff enthält, abgeschält und nicht mit verarbeitet. Bei diesen frei verkäuflichen Produkten werden nur die Vitamine und Vitalstoffe des Blattmarks zu therapeutischen Zwecken genutzt.

„Sie fragten mich nach dem Geheimnis der Kräfte während meiner langen Fastenperioden. Es waren ... mein anspruchsloses Leben und die Pflanze Aloe, deren wohltuende Wirkung ich kennenlernte."

(Mahatma Gandhi in einem Brief)

Nahrungsergänzungsmittel

Von den rund 300 verschiedenen Arten der Aloe gibt es nur vier, die nachweislich medizinisch wirksam sind. Die mit Abstand wertvollste Pflanze für die Gesundheit ist die Aloe Vera – die „wahre Aloe" – mit botanischem Namen Aloe barbadensis Miller. Sie wächst unter anderem auf den Kanarischen Inseln. Für therapeutische Zwecke wird nur das gelartige Blattmark verwendet. Es gibt flüssige Zubereitungen, also Pflanzensaft, zu kaufen und den Extrakt als Granulat bzw. in Kapselform. Dank eines speziellen Verfahrens der Haltbarmachung, sofort nach der Ernte der Blätter, ist es möglich, dass die wertvollen Inhaltsstoffe der Pflanze erhalten bleiben.

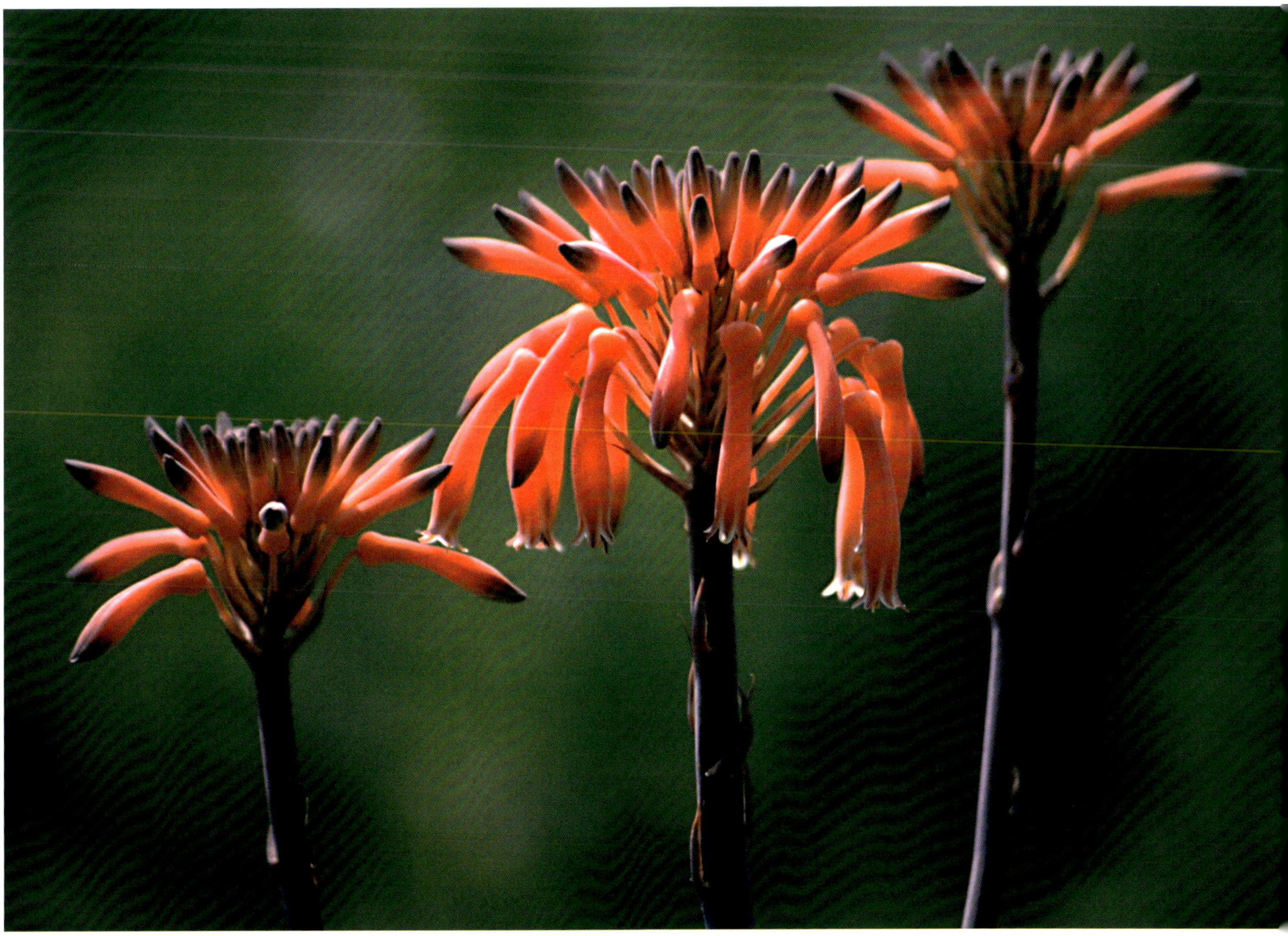

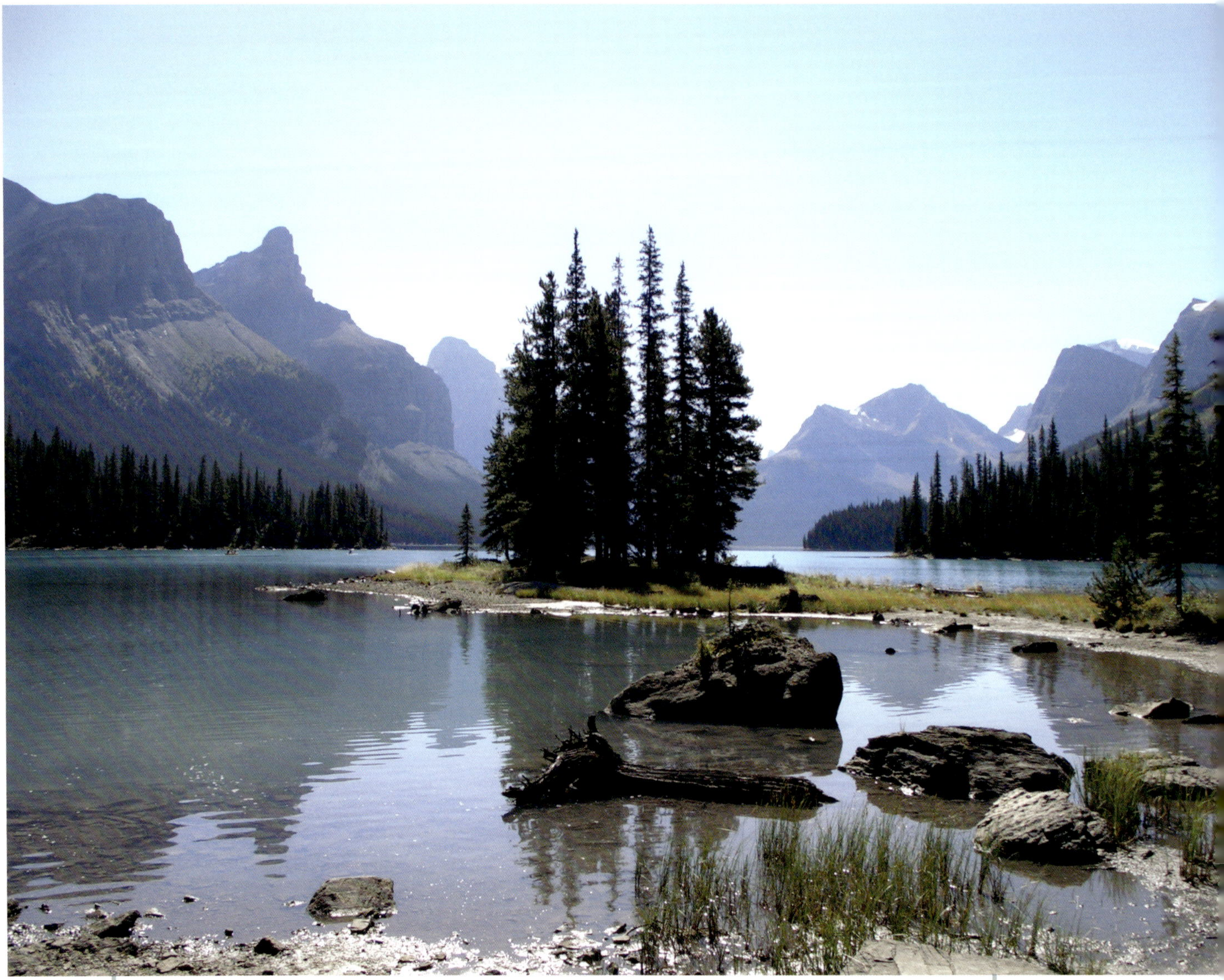

Cranberry (Großfrüchtige Moosbeere, Vaccinium macrocarpon, Kraanbeere, Kranbeere)

Cranberry

Sie heißen „Early Black", „Howes", „McFarlin" und „Searles" und sind Verwandte der Heidelbeeren: Cranberries. Ihre Heimat sind die Hochmoore im östlichen Nordamerika; das Verbreitungsgebiet reicht von New Brunswick und Neufundland in Kanada südlich bis zu den US-Bundesstaaten North Carolina, Tennessee und Virginia.

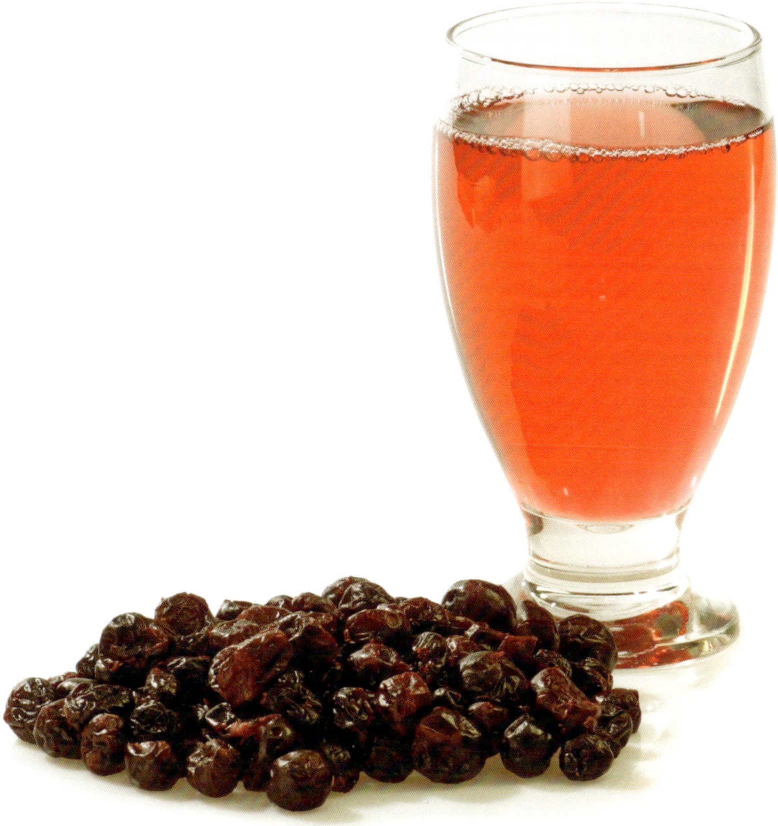

E.coli Bakterien

Im Gegensatz zu vielen anderen Früchten besitzen Cranberries eine herausragende Eigenschaft: Sie können bestimmte Bakterien rund machen und diese so daran hindern, sich einzunisten. Insbesondere E.coli Bakterien, die für die Verursachung von Harnwegsinfekten bekannt sind.

Studientelegramm:

➤ täglich 50 ml Cranberrysaft können vorbeugend gegen Harnwegsinfekte wirken.[46,48]

➤ Forscher konnten nachweisen, dass Cranberrysaft die Bildung von Zahnplaque verhindern kann, der den Zahnschmelz zersetzt und zu Karies führt. Und zwar dank der Anti-Adhäsions-Wirkung der Cranberries: Cranberrysaft blockiert bei den Karieserregern bestimmte Enzyme, die wie molekulare Maurer die verschiedenen Bestandteile der Plaque zusammenfügen. Außerdem hindern die Beeren andere Bakterien daran, sich mit den bereits am Zahn anhaftenden zu verbünden.[47]

➤ Auch bewirken die Inhaltsstoffe der Cranberries, dass der Körper vermehrt Salicylsäure ausscheidet, die entzündungshemmend wirkt.[49]

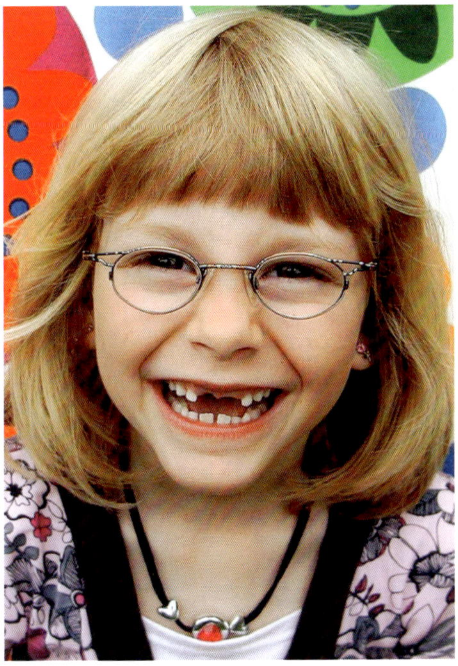

Inhaltsstoffe

Cranberry-Samen:

➤ Omega 3-Fettsäuren
Mehrfach ungesättigte Fettsäuren, die Hirn und Herzgesundheit unterstützen können

➤ Omega 6-Fettsäuren
Essentielle mehrfach ungesättigte Fettsäuren, die am besten im Gleichgewicht mit Omega 3 Fettsäuren wirken. Cranberry-Samen enthalten etwa zu gleichen Teilen Omega 6- und Omega 3-Fettsäuren

➤ Tokotrienole
Natürliche Vitamin C-Verbindung

Cranberry-Schale:

➤ Anthocyane
Tiefrote bis blaue Pigmente, die eine hohe antioxidative Wirkung besitzen

➤ Resveratrol
Natürliche Wirkstoffverbindung, die die Gesundheit von Herz und Kreislauf unterstützt und als Fänger der Freien Radikalen gilt

Allgemeine Nährstoffe:

➤ PACs
Proanthocyanide hindern schädliche Bakterien daran, sich im Harnwegsbereich, im Mund und im Magen festzusetzen

➤ Vitamin C
Unentbehrliches Antioxidans

➤ Fasern/Pektine
Fördern die Gesundheit von Magen und Darm

➤ Polyphenole
Polyphenole können langsam wirkende antioxidative, antibakterielle und antivirale Aktivitäten entwickeln, unter anderem gegen Freie Radikale

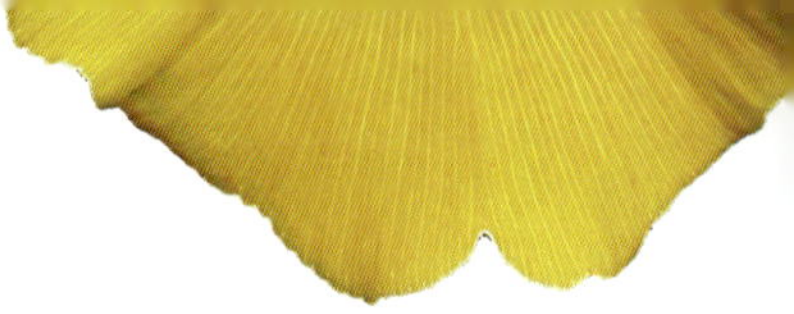

Ginkgo biloba

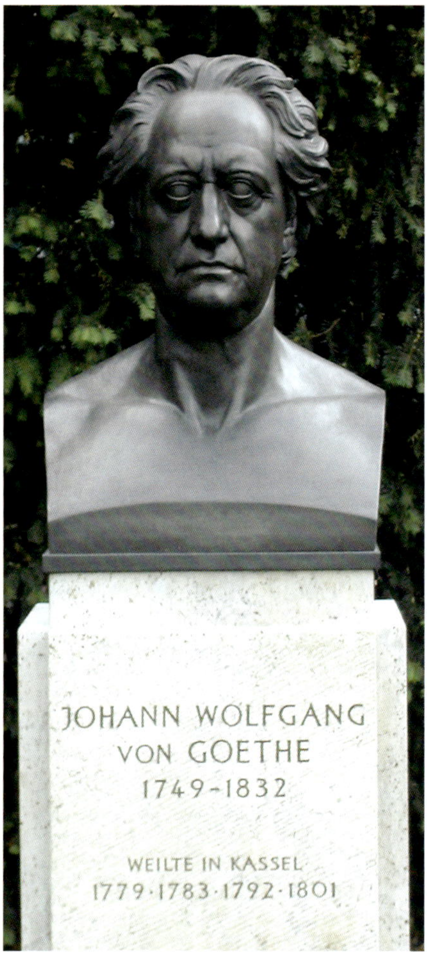
JOHANN WOLFGANG
VON GOETHE
1749-1832
WEILTE IN KASSEL
1779·1783·1792·1801

Die Ginkgo-Samen gelten im asiatischen Raum seit Urzeiten und bis heute als wertvolles Heilmittel – so wie die Blätter. Mit Ginkgo-Samen und Blättern behandelte man zum Beispiel Asthma, Bronchitis und sogar Tuberkulose. Seine Inhaltsstoffe regen offensichtlich die Durchblutung an, haben eine antioxidative Wirkung und wirken gegen Sauerstoffmangel im Blut. Vor allem Durchblutungsstörungen im Gehirn, aber auch in den Gliedmaßen sollen so wirksam bekämpft werden können. So setzt man den Ginkgo vor allem zur Behandlung altersbedingter Gedächtnisstörungen und ähnlicher Probleme ein. Auch bei Tinnitus sollen Ginkgopräparate helfen können.[50]

WICHTIG ZU WISSEN

➲ Ginkgoextrakt hemmt die Blutgerinnung. Deshalb sollten Ginkgo-haltige Phytopharmaka vor Operationen sicherheitshalber abgesetzt werden. Auch eine Wechselwirkung mit anderen Blutgerinnungshemmern kann nicht ausgeschlossen werden. Patienten mit einer erhöhten Blutungsneigung oder solche, die mit Blutgerinnungshemmern behandelt werden, müssen vor der Einnahme von Ginkgo-Präparaten ihren Arzt befragen.

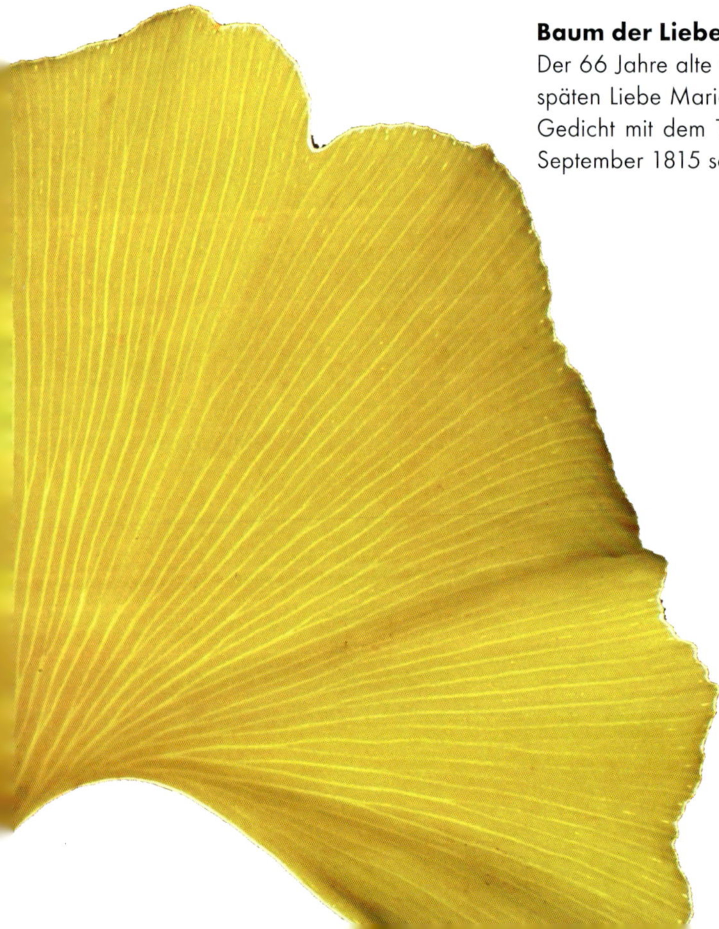

Baum der Liebe

Der 66 Jahre alte Goethe widmete seiner späten Liebe Marianne von Willemer das Gedicht mit dem Titel Ginkgo biloba. Im September 1815 schrieb er:

Dieses Baumes Blatt, der von Osten
Meinem Garten anvertraut,
Giebt geheimen Sinn zu kosten,
Wie's den Wissenden erbaut,

Ist es Ein lebendig Wesen,
Das sich in sich selbst getrennt?
Sind es zwei, die sich erlesen,
Daß man sie als Eines kennt?

Solche Frage zu erwiedern,
Fand ich wohl den rechten Sinn,
Fühlst du nicht an meinen Liedern,
Daß ich Eins und doppelt bin?

Der Brief mit dem Gedicht, dem Goethe zwei Ginkgo-Blätter beilegte, ist heute im Goethe-Museum Düsseldorf zu sehen.

Dieser Baum hat die Eiszeit überdauert. Nach dem Atombombenabwurf auf Hiroshima war es dieser Baum, der – vollkommen abgebrannt – als erster wieder einen Grünspross zeigte. Um diesen Baum herum entstand ein Tempel als Mahnmal gegen die Atombombe. Gemeint ist der Ginkgo.
Seine Widerstandskraft ist ungeheuer, seine mythische Aura unübertroffen. Aus seinen zweifächrigen, weich-ledrigen Blättern und den Samen der weiblichen Bäume wird seit Jahrhunderten ein Medizinalextrakt gewonnen.

Ginkgos werden uralt:
Der berühmteste Baum Japans ist ungefähr **1250 Jahre** alt und seine Äste bedecken eine Fläche von 250 Quadratmetern. Das älteste Exemplar überhaupt ist schon etwa 4000 Jahre alt und steht in China.

Baum des Jahrtausends
Zum Jahrtausendwechsel erklärte das „Kuratorium Baum des Jahres" Ginkgo biloba zum Mahnmal für Umweltschutz und Frieden und zum Baum des Jahrtausends.

Nahrungsergänzungsmittel

Es gibt niedrig dosierte Fertigpräparate und homöopathische Zubereitungen. In den Potenzen D 2 und D 6 werden diese gegen Mandelentzündungen, Kopfschmerzen und Schreibkrämpfe eingesetzt.

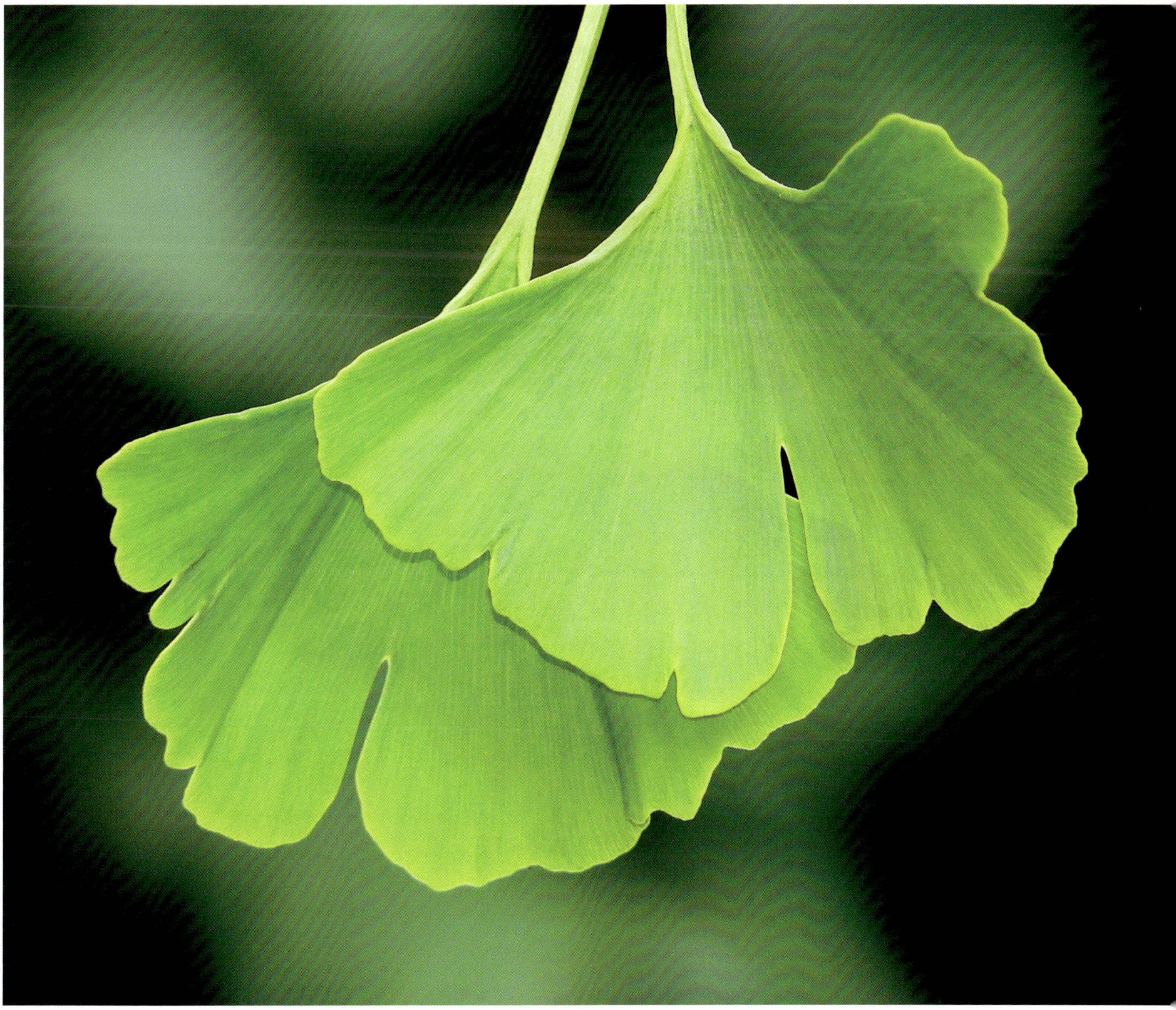

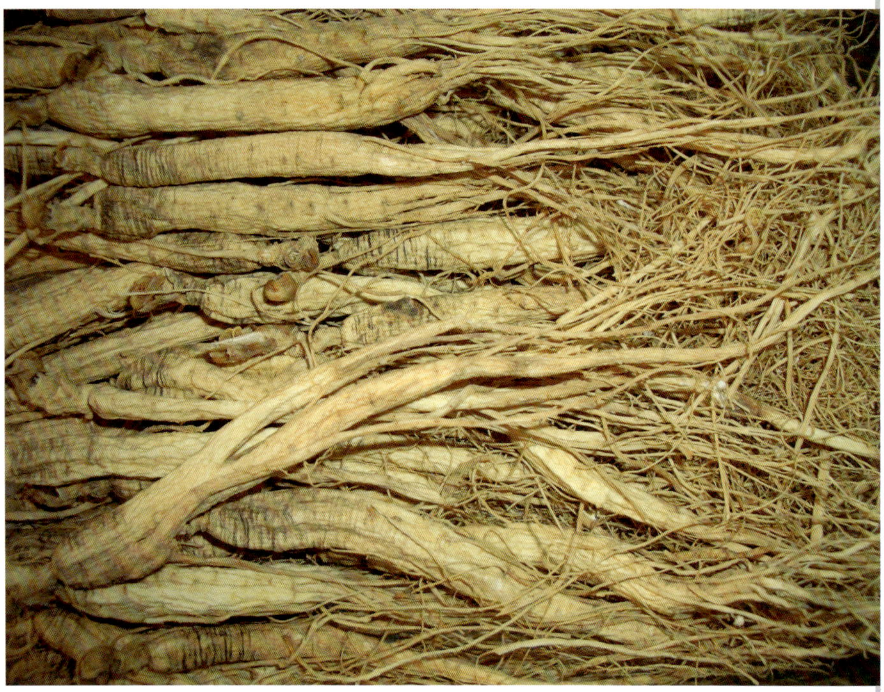

Ginseng-Wurzel

Die Liste der segensreichen Wirkungen des Ginsengs scheint endlos: Bei Thrombose, Aids, Diabetes, Krebs, Abwehrschwäche, Haut- und Haarproblemen sowie erektiler Dysfunktion soll die Wurzel helfen. Asiaten schwören seit Jahrtausenden auf ihre heilende Kraft und wogen die kostbare Wurzel einst mit Gold auf. Ginseng soll vor allen Dingen harmonisierend wirken. Darum ist die Behandlung mit Ginseng sogar bei Hyperaktivitätsstörungen einen Versuch wert. Patienten, die unter Schwächeerkrankungen leiden, können vom kräftigenden Effekt der Wurzel profitieren. Eine angenehme „Begleiterscheinung": Viele Ginsengkonsumenten freuen sich über die Verbesserung der Potenz und der Spermienqualität. Die Inhaltsstoffe des Ginsengs, die Ginsenoide, enthalten chemische Vorstufen einiger wichtiger Hormone. Das könnte ihren Einfluss auf das Hormonsystem erklären.

Der beste Ginseng stammt aus Korea

Panax ginseng, der koreanische Ginseng, gehört zur Familie der Aralien. Die Pflanze ist ein kleiner mehrjähriger Strauch, der sich langsam entwickelt und erst ab dem dritten Jahr blüht. Die Wurzel wächst pro Jahr nur einen Zentimeter; je mehr Lebensjahre, desto höher ist die Qualität. Man sollte die Wurzeln daher nicht vor Ablauf von sechs Jahren ernten. In der freien Natur wächst der beste Ginseng auf den mineralstoffreichen Bergböden in Korea und der Mandschurei. Doch wilder Ginseng ist rar und teuer, deshalb züchtet man ihn in China schon seit dem 12. Jahrhundert auf Plantagen. Inzwischen wird Ginseng sogar in Deutschland angebaut.

Studientelegramm

- eine Studie von amerikanischen und koreanischen Forschern, die 2003 im Magazin „Pharmacological Research" erschien, beschreibt eine günstige Wirkung der Pflanze auf die Blutfettwerte und legt damit einen Schutz vor Arteriosklerose und Thrombose nahe.[51]
- US-Ärzte der Mayo-Klinik beschrieben, wie einzelne Ginsengwirkstoffe der Alzheimer-Demenz vorbeugen.
- Kanadische Mediziner schrieben 2005 im „Canadian Medical Association Journal", dass die Wurzel bei Erwachsenen Dauer und Schweregrad von Erkältungen mildere.[51]
- Eine Studie, die 2001 im Fachblatt „International Immunopharmacology" veröffentlicht wurde, deutet eine bessere Prognose für HIV-Infizierte an, die zusätzlich zu retroviraler Medikation mit Ginseng behandelt wurden.[51]
- Eine italienische Studie an 66 Patienten gab Anlass zu der Vermutung, dass die Ginsenoide die Spermienbildung und -reifung verbessern.[51]
- Forscher der Mayo-Klinik fanden heraus, dass das als Fatigue bezeichnete Müdigkeitssyndrom, unter dem 90 Prozent der Krebspatienten leiden und für das es bislang keine effektive Therapie gibt, durch die Ginsengeinnahme in Tagesdosen ab 1000 Milligramm nach acht Wochen deutlich nachließ.[51]
- Eine weitere Studie mit Brustkrebspatientinnen kam zu dem Ergebnis: Ginsengkonsumentinnen haben ein geringeres Todesrisiko und eine höhere Lebensqualität. Mehrere Fragebogenstudien aus den 90er-Jahren kamen darüber hinaus zu dem Schluss: Menschen, die Ginseng einnehmen, erkranken seltener an Krebs.[51]

WICHTIG ZU WISSEN

Die Kosten für Ginseng-Präparate werden von den Krankenkassen nicht übernommen.

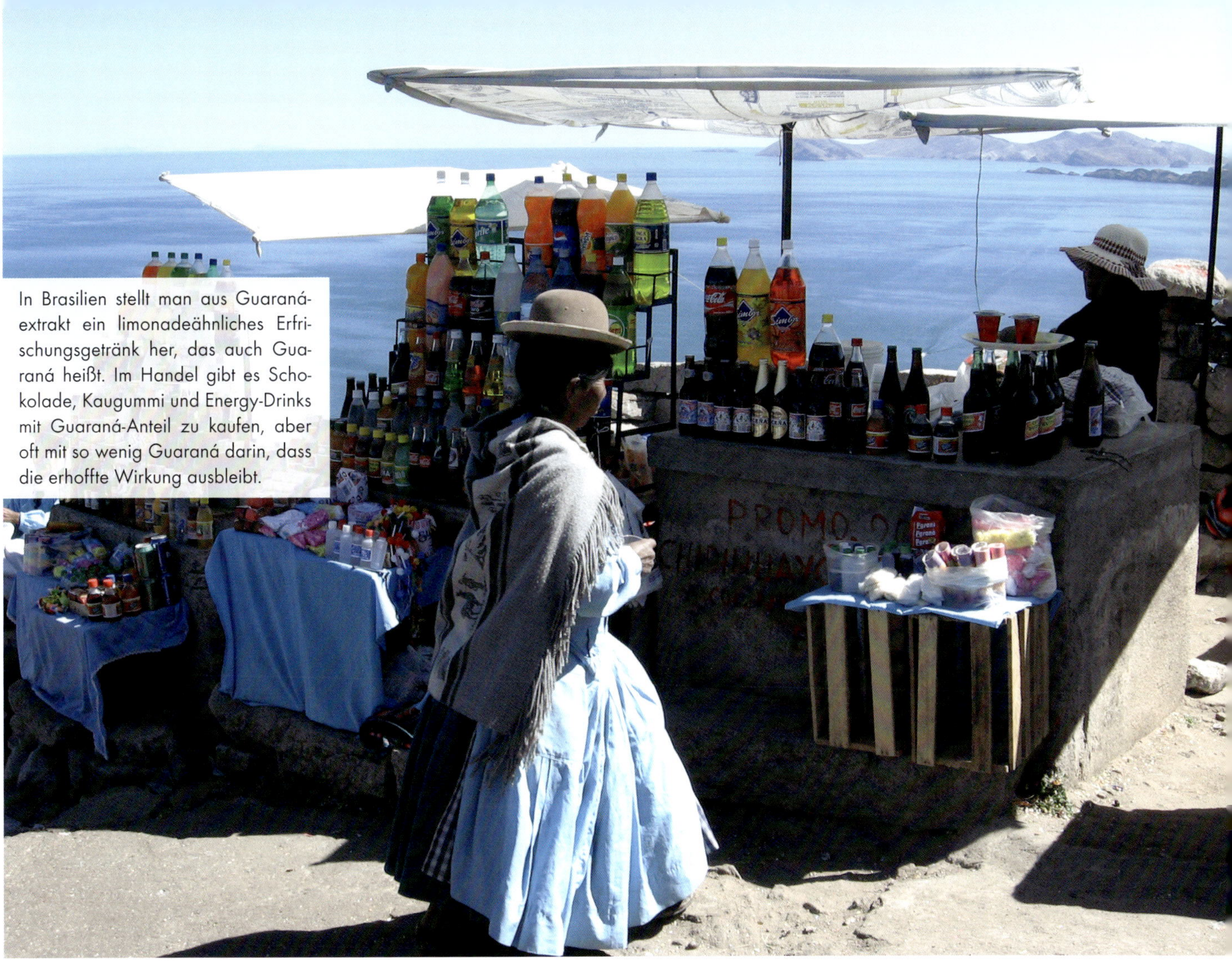

In Brasilien stellt man aus Guaranáextrakt ein limonadeähnliches Erfrischungsgetränk her, das auch Guaraná heißt. Im Handel gibt es Schokolade, Kaugummi und Energy-Drinks mit Guaraná-Anteil zu kaufen, aber oft mit so wenig Guaraná darin, dass die erhoffte Wirkung ausbleibt.

(*Paullinia cupana*)

Guaraná

Energiespender

Die Indios im Amazonasgebiet verwenden Guaranásamen schon seit Jahrhunderten. Sie schälen, trocknen und vermahlen die grün-schwarzen Samen des lilienartigen Amazonasgewächses, schwemmen das Pulver in Wasser auf und trinken es mit Honig gesüßt, beispielsweise, bevor sie auf die Jagd gehen. Das Getränk soll ihren Körper stärken und ihre Sinne schärfen. Die stimulierende Wirkung der Guaraná rührt vom hohen Koffeingehalt seiner Samen her – sie enthalten mehr als zum Beispiel Kaffee oder Tee. Im Vergleich zu anderen Koffeinquellen ist Guaraná aber verträglicher und wirkt länger. Der stimulierende Effekt hält etwa vier bis sechs Stunden an. Möglich ist das, weil das Koffein in den Guaranásamen an Gerbstoffe gebunden ist und die müssen vom Körper nach und nach aufgespalten werden. Darüber hinaus enthalten Guaranásamen auch noch die Substanzen Theobromin und Theophyllin, die ebenfalls als Wachmacher (Theobromin) beziehungsweise als Energiespender (Theophyllin) gelten und die mit dem Koffein eine ergänzende Wirkung entfalten.

Nahrungsergänzungsmittel

Als Nahrungsergänzungsmittel gibt es Guaraná in Form von Kapseln oder Pulver. Reines Guaranápulver schimmelt allerdings leicht und sollte darum luftdicht und trocken gelagert werden.

WICHTIG ZU WISSEN

- **Beim Absetzen der Guaraná-Produkte nach längerfristigem Konsum kann es zu körperlichen Entzugserscheinungen kommen.**
- **In zu hohen Dosen eingenommen kann Guaraná zu den bekannten Symptomen übermäßigen Koffeingenusses führen. Folgen können Nervosität, Schlafstörungen, Herzrasen, Reizbarkeit, Kopfschmerzen, Zittern und Muskelschmerzen sein.**
- **Als Überdosierung bei Koffein gelten in der Regel sieben bis zehn Tassen Kaffee innerhalb eines kurzen Zeitraums oder 20 Gramm reines Guaranápulver. Mediziner empfehlen als Sofortmaßnahme in diesem Fall eine größere Menge Wasser zu trinken.**
- **Ungeeignet sind Guaraná-Produkte für Menschen mit Bluthochdruck und chronischen Kopfschmerzen sowie für Schwangere und in der Stillzeit.**

Trauben-Silberkerze

(Cimicifuga racemosa)

Ein zutiefst weibliches Gewächs

Die Traubensilberkerze ist eine der am besten untersuchten Heilpflanzen überhaupt. Ihre Phytohormone sind als Arzneimittel in Deutschland zugelassen. Diese bieten Frauen in den Wechseljahren Hilfe, wenn die nachlassende Östrogenproduktion sich mit den klassischen Symptomen wie Hitzewallungen, Herzrasen, Schlafstörungen und Depressionen bemerkbar macht. Eine Studie hat gezeigt, dass die Inhaltsstoffe der Traubensilberkerze – gewonnen aus dem Wurzelstock – besonders gut helfen, wenn die betroffenen Frauen das Präparat frühzeitig einnehmen, also wenn die Beschwerden noch nicht lange bestehen.[52]

GESCHICHTE

Die Traubensilberkerze (Cimicifuga racemosa) kommt in den nährstoffreichen Waldgebieten Nordamerikas vor. Die Heilkraft ihrer Wurzel war schon den nordamerikanischen Indianerstämmen bekannt. Dann fand die Heilpflanze Eingang in den Arzneischatz nordamerikanischer Siedler. Über viele Jahrhunderte hinweg wurde Cimicifuga für Heilzwecke eingesetzt, insbesondere bei Frauenleiden. Daher ist sie auch unter dem Namen Frauenwurzel bekannt.

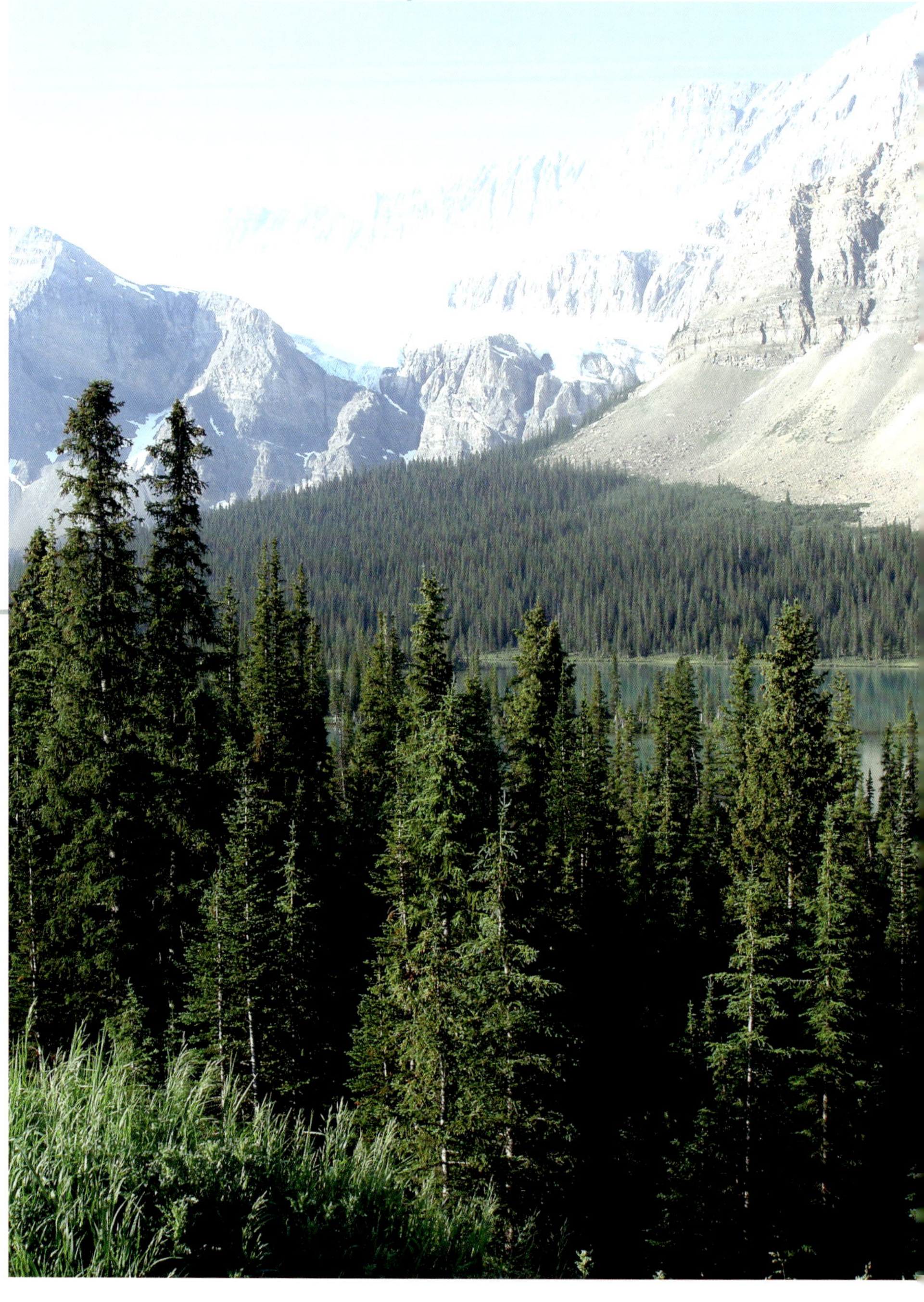

Studientelegramm

➤ Eine Studie zeigte, dass der östrogenähnliche Wirkstoff der Traubensilberkerze die Knochensubstanz stärken soll – ebenso wie Östrogen. Im Gegensatz zu dem weiblichen Hormon soll der Extrakt der Traubensilberkerze aber keinen negativen Einfluss auf das Gewebe von Brust oder Gebärmutter haben.[52]

WICHTIG ZU WISSEN

➲ Traubensilberkerzen-Präparate sind nicht rezeptpflichtig und nicht erstattungsfähig. Die empfohlene Tagesdosis sollte ein Arzt individuell festsetzen, sie liegt bei bis zu 40 mg.

Die alten Ägypter nannten die Harzperlen des Weihrauchs den „Schweiß der Götter".

Weihrauch

(Boswellia)

Der Boswellia-Baum gedeiht nur in den außergewöhnlichsten Regionen unserer Erde, wo lebensfeindliche Wüste und regenbringende Berge einander begegnen wie im Süden Arabiens.

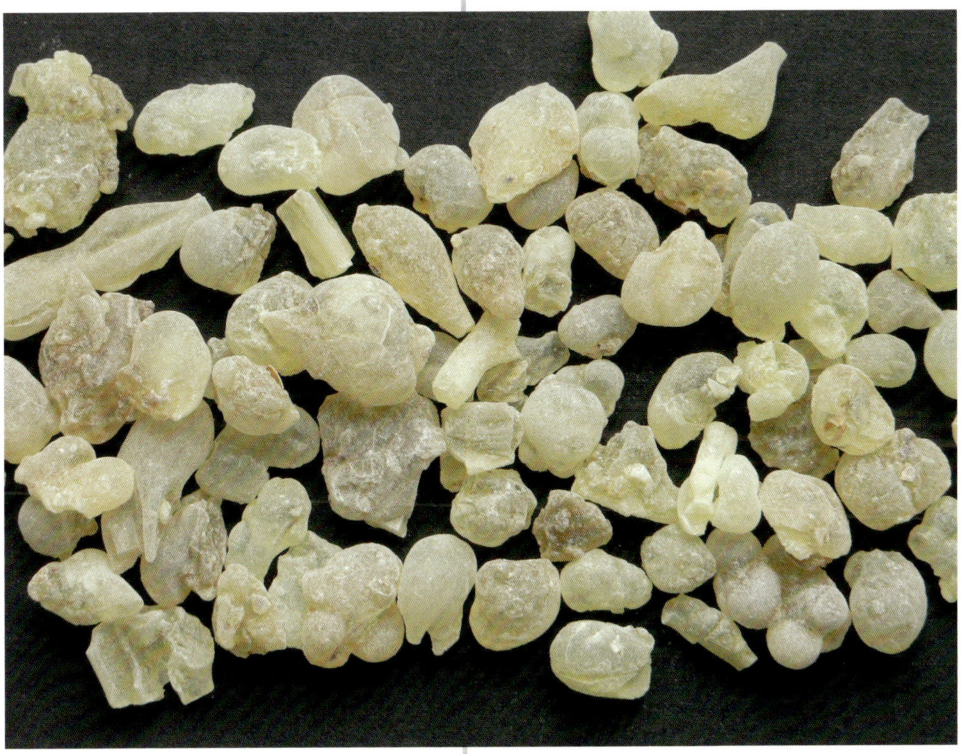

Nahrungsergänzungsmittel

Weihrauch wird in der Erfahrungsheilkunde als Wirkstoff-Gemisch eingesetzt und ist als Nahrungsergänzungsmittel beispielsweise in Kapselform erhältlich

Im weißen Gummiharz aus dem Boswellia-Baum findet sich eine Substanz, die bei den Arabern gegen entzündliche Prozesse aller Art eingesetzt wird: Die Boswelliasäure. Die indischen Naturheilkunde Ayurveda setzt den Trockenextrakt des Harzes Ölen, Pflastern und Pulvern zu. Beispielsweise um rheumatische Erkrankungen, chronische Bronchitis, Darmentzündungen und Hautkrankheiten zu heilen.

Deutsche Forscher arbeiten derzeit daran, die heilsamen Substanzen des Weihrauchs zu isolieren und deren Wirksamkeit in speziellen Verfahren zu erhöhen und zu standardisieren, um ein potentes Medikament gegen chronische Entzündungen daraus zu entwickeln, das im Gegensatz zu anderen Entzündungshemmern gut verträglich ist.

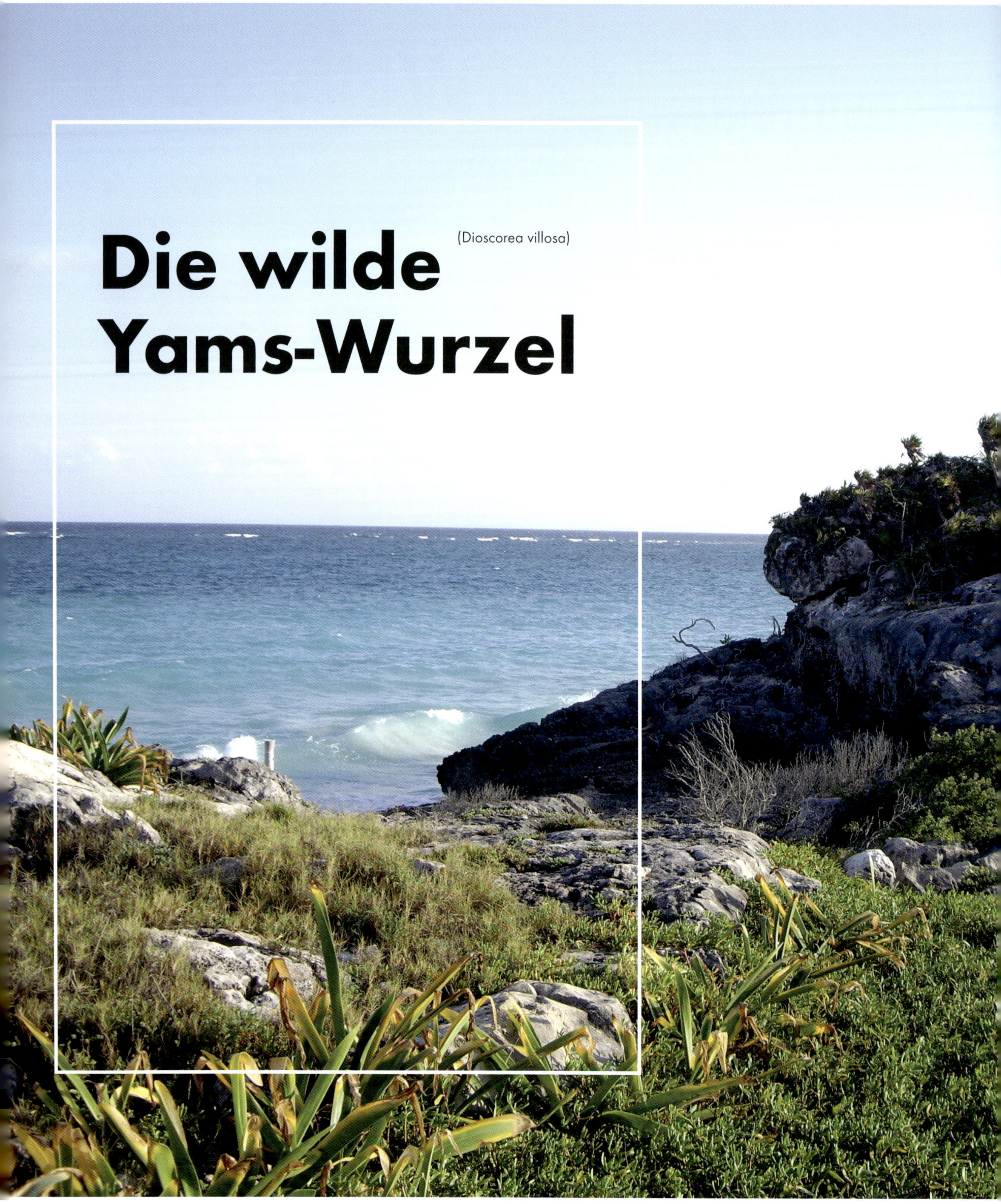

Die wilde Yams-Wurzel

(Dioscorea villosa)

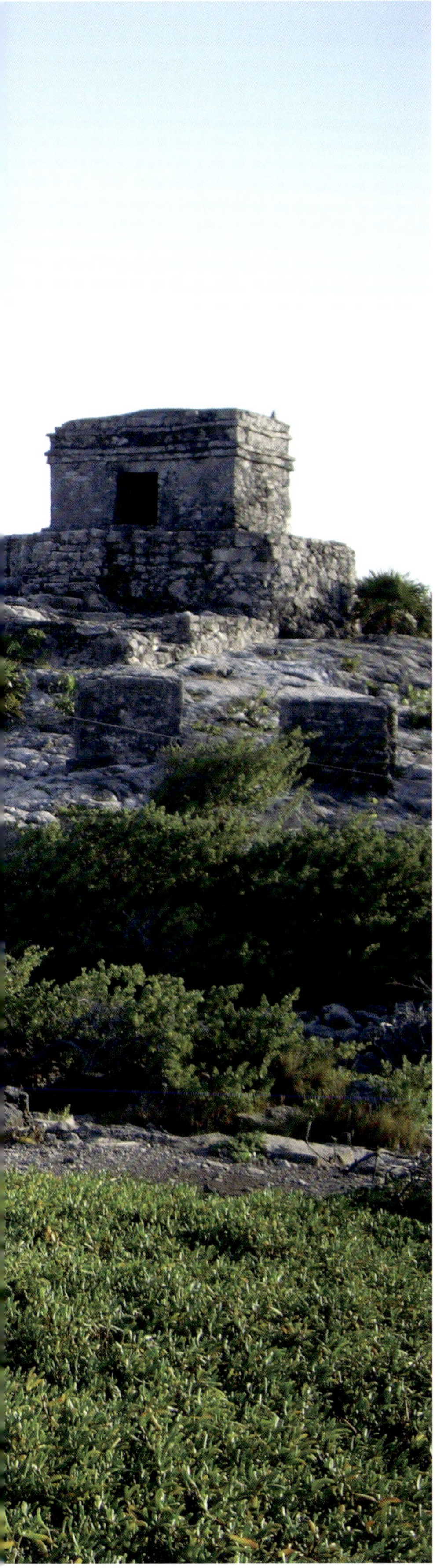

Die medizinische Yams-Wurzel (Dioscorea villosa) wird in Mexiko, aber auch in anderen tropischen und subtropischen Weltgegenden seit alters her zur Regulierung des weiblichen Zyklus, zur Geburtserleichterung und sogar zur Verhütung verwendet. Ihr Hauptwirkstoff, das Diosgenin, ist dem natürlicherweise von den Eierstöcken produzierten Progesteron (Gelbkörperhormon) ähnlich. Im Labor ist es sehr einfach möglich, aus dem Diosgenin der Yams-Wurzel in einem weiteren Syntheseschritt Progesteron herzustellen. Auf diese Weise wurde die Wurzel zum Rohstoff für den Progesteronanteil der ersten „Pillen-Präparate". Der Östrogenanteil wurde damals in den 60er Jahren aus Stutenurin gewonnen. Diosgenin wirkt wie Progesteron und kann hormonelle Ungleichgewichte in die Balance bringen.

Progesteronexperten nehmen an, dass der Körper aus Progesteron Östrogen synthetisieren kann - aber nicht umgekehrt! Daher kann die „Wilde Yams" vor allem für Frauen in den Wechseljahren eine natürliche Hilfe sein. Denn aus neueren Forschungen weiß man, dass unmittelbar vor der letzten Menstruation, der Menopause, eher ein Östrogenüberschuss herrscht. Der Körper produziert Östrogen in geringen Mengen bis ans Lebensende in der Nebennierenrinde, den Eierstöcken und dem Fettgewebe, während der Progesteronspiegel gegen Null geht.

Wilde Yams-Wurzel
Der botanische Name leitet sich von Dioscorides ab, dem griechischen Heilkundigen des 1. Jahrhunderts. Die Yams-Wurzel ist auch unter dem Namen Kolikwurzel und Rheumawurzel bekannt.

Weiblicher Zyklus
Das Funktionieren des gesamten weiblichen Zyklus, aber auch die Gesundheit der weiblichen Organe insgesamt beruhen auf der Balance zwischen den beiden Hormonen Progesteron und Östrogen. Die beiden Eierstockhormone regulieren mit Unterstützung übergeordneter Hormone aus der Hirnanhangsdrüse und dem Zwischenhirn den weiblichen Zyklus. Durch östrogenwirksame Umweltgifte in Pestiziden, Insektiziden und Kunststoffen und die Belastung des Grundwassers mit Östrogen durch die weite Verbreitung der Pille leiden viele Frauen und Männer jedoch tendenziell unter einem Östrogenüberschuss (Östrogendominanz). Diese könnte durch den Einfluss einer progesteronwirksamen Pflanze wie der Yams-Wurzel allerdings wieder ausgeglichen werden.

Weibliche Symptome von Östrogenüberschuss können diese sein:
➤ Wassereinlagerungen ➤ Brustspannen ➤ schmerzhafte Brustknospen ➤ Migräne ➤ schwere Beine / Venenprobleme ➤ Depression ➤ unerfüllter Kinderwunsch ➤ Myome ➤ Zysten ➤ erhöhter Blutdruck ➤ Akne ➤ Haarausfall ➤ verminderte sexuelle Lust ➤ Schmierblutungen in der 2. Zyklushälfte ➤ verkürzte Zyklen ➤ kalte Hände/Füße ➤ erhöhte Anfälligkeit für Brustkrebs

Nahrungsergänzungsmittel

Für die innerliche Anwendung gibt es Yams - Wurzel - Zubereitungen etwa in flüssiger Form, als Tinktur und die getrocknete und pulverisierte Wurzel in Kapselform. Für die äußerliche Anwendung gibt es zum Beispiel Fertigpräparate in Creme- oder Gelform.

WICHTIG ZU WISSEN
Die medizinische Yams-Wurzel (Dioscorea villosa) unterscheidet sich von der Yams-Wurzel (Dioscorea batatas), die als Grundnahrungsmittel in Afrika und Mittelamerika weit verbreitet und bei uns in Asia-Läden erhältlich ist. Diese enthält Diosgenin nur in geringen, pharmakologisch unbedeutenden Mengen.

Übersicht Vitamine/Mineralstoffe/Spurenelemente

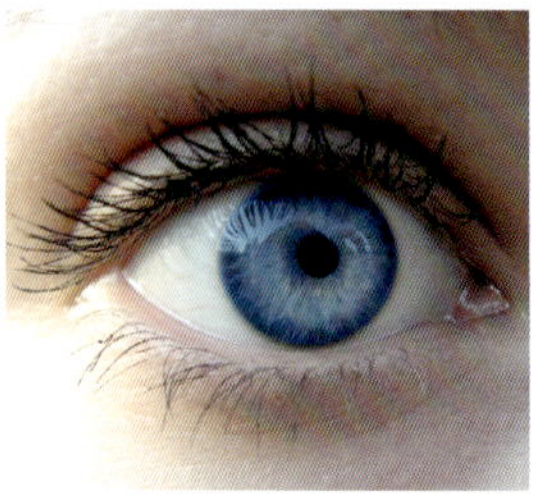
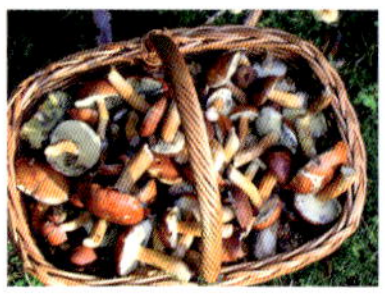
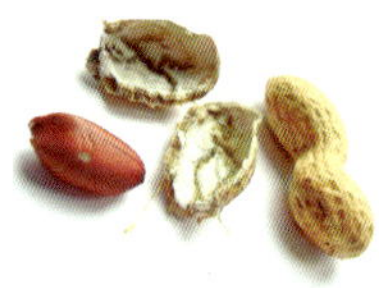
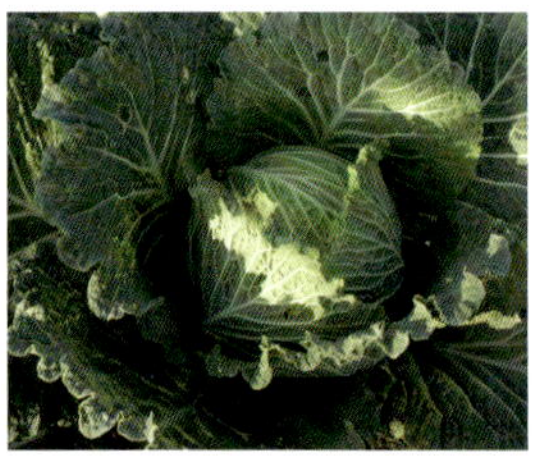
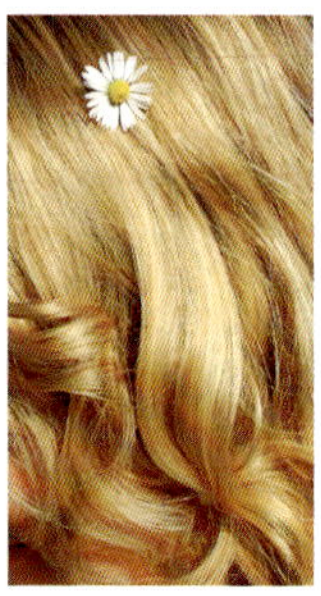

Name	Wichtig für
Vitamin A	Augen, Haut, Schleimhäute, Immunsystem
Provitamin A (Beta-Carotin)	die Zellkommunikation, das Immunsystem (wird bei Bedarf in Vitamin A umgewandelt)
Vitamin B_1 (Thiamin)	Nerven, Muskeln und Gehirn (Reizweiterleitung)
Vitamin B_2 (Riboflavin)	den Energiestoffwechsel und die Gehirnfunktionen
Vitamin B_3 (Niacin)	die Energieproduktion, den Hormonstoffwechsel, den Hirnstoffwechsel, die Pigmentbildung in der Haut und die Reparatur geschädigter Erbanlagen
Vitamin B_5 (Pantothensäure)	die Energieproduktion, die Hormonbildung, die Wundheilung und Neurotransmitterproduktion, die Produktion von Haar-, Haut- und Blutpigmenten
Vitamin B_6 (Pyridoxin)	den Eiweißstoffwechsel, das Wachstum, das Immunsystem und die Neurotransmitterproduktion
Vitamin B_9 (Folsäure)	die Zellteilung, Blutbildung und Herstellung der DNS, das Immunsystem und die Neurotransmitterproduktion
Vitamin B_{12} (Cobalamin)	die Zellteilung, den Nervenstoffwechsel, die Blutbildung
Biotin	den Fett-, Kohlenhydrat- und Eiweißstoffwechsel, die Neurotransmitterproduktion, die Zellteilung und die Hauterneuerung

Übersicht Vitamine/Mineralstoffe/Spurenelemente

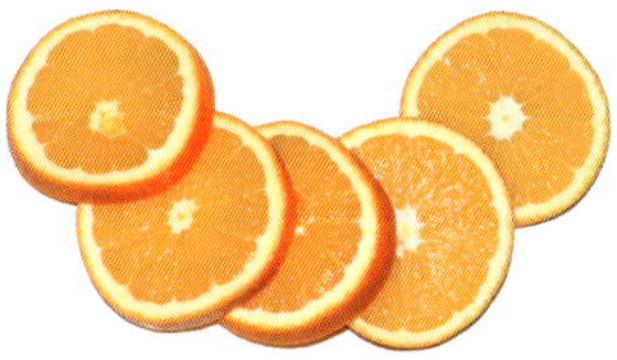
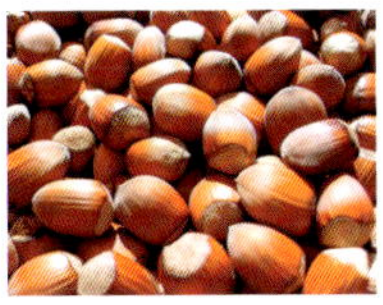
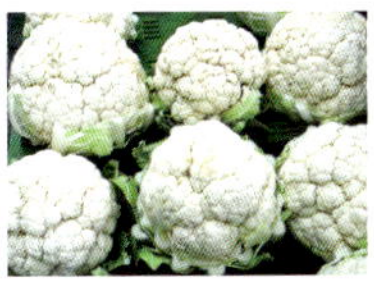
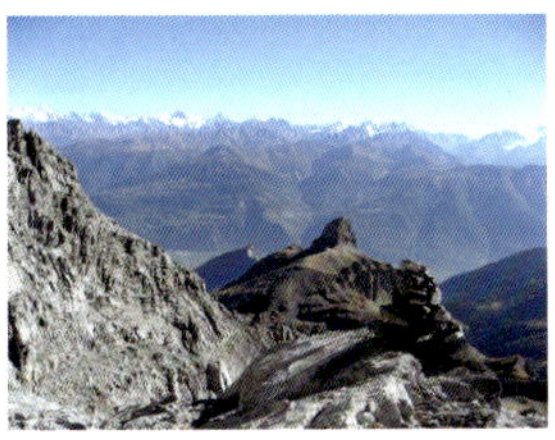
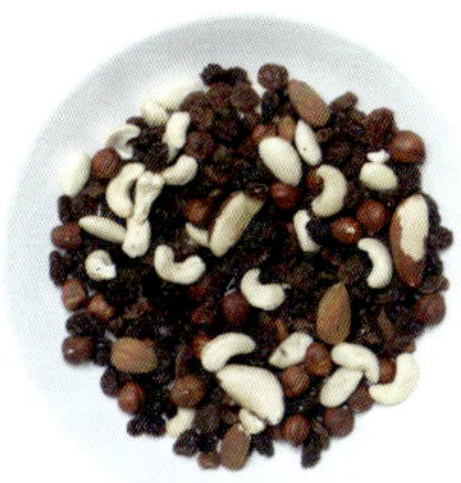

Name	Wichtig für
Vitamin C (Ascorbinsäure)	den Stoffwechsel, das Immunsystem, die Bildung von Bindegewebe und Kollagen, die Fettverbrennung, den Aufbau aller wichtigen Hormone und Neurotransmitter
Vitamin D (Calciferol)	die Einlagerung von Calcium und Phosphor in die Knochen, den Nerven- und Energiestoffwechsel
Vitamin E (Tocopherol)	das Immunsystem, die Nervenbahnen, die Arterien, das Blut und die Augen
Vitamin K	die Blutgerinnung und den Knochenstoffwechsel
Cholin	den Fettabbau in der Leber, die Weiterleitung von Nervenimpulsen, die Bildung und Erhaltung der Zellstruktur, die Umwandlung von Fetten und Cholesterin (zusammen mit Inositol)
Inositol	den Stoffwechsel von Fett und Cholesterin, die Funktion der Gehirnzellen (und deren Botenstoffe), den Fettabbau in der Leber
Calcium	die Verwertung von Vitamin D, die Mineralisation der Knochen und Zähne, die verschiedenen Enzymaktivitäten, die Regulation des Herzschlags, die Muskelkontraktion und Nervenimpulsübertragung
Magnesium	die Energieproduktion und Muskelkontraktion
Eisen	die Blutbildung, das Immunsystem, die Sauerstoffversorgung der Zellen, den Schutz vor Freien Radikalen

Übersicht Vitamine/Mineralstoffe/Spurenelemente

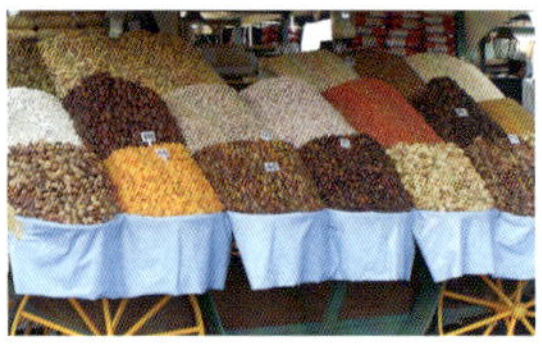

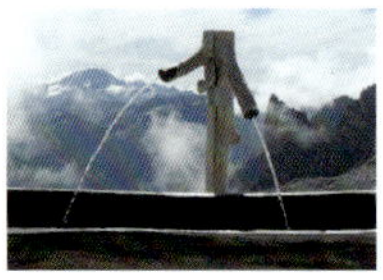

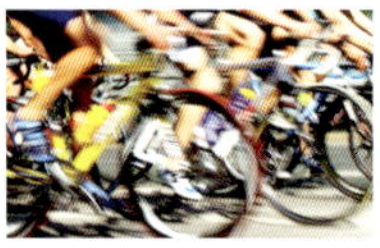

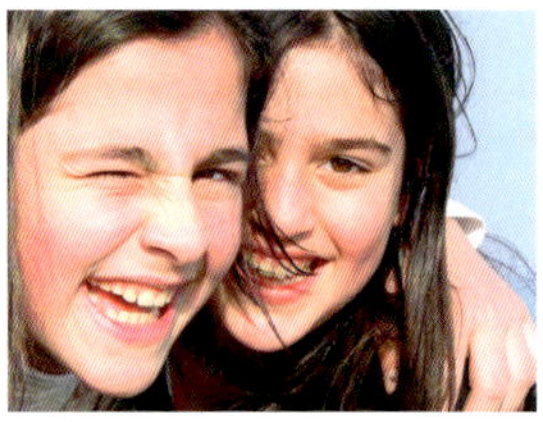

Name	Wichtig für
Bor	die Knochen, Hormone und Muskeln
Kupfer	die Produktion der Nebennierenhormone, die Eisenresorption, die Erhaltung der Blutgefäße und des Bindegewebes, die Energiegewinnung, die Nervenfasern, die Verwertung von Vitamin C, den Cholesterinspiegel
Fluor	die Zähne und Knochen
Chrom	den Insulinstoffwechsel
Zink	viele Hormone und die Entsorgung von Schwermetallen
Jod	die Produktion der Schilddrüsenhormone
Selen	die Bildung körpereigener antioxidativer Enzyme (Glutathionperoxidase), die Entsorgung von Schwermetallen, die Bildung der Schilddrüsenhormone

Übersicht weitere Nährstoffe

	Name	Unterstützt
Aminosäuren	**L-Arginin**	die Weitstellung der Gefäße
	L-Carnitin	die Fettverbrennung und die Energiegewinnung
	L-Cystein	die Glutathionsynthese
	L-Glutamin	die Produktion des Wachstumshormons HGH (Anti-Aging-Hormon)
	Glutathion	das Immunsystem (aktiviert Abwehrzellen und Reparaturgene)
	L-Tryptophan	die Serotoninbildung (wichtig für guten Schlaf)
Enzyme	**Bromelain**	die Blutverdünnung, die Produktion von Immunzellen
	Papain	die Fibrinbildung (Wundheilung)
	Superoxiddismutasen (SOD)	das Immunsystem (bei Schmerzen, Schwellungen, Entzündungen)
Öle	**Fischöl**	die Herz-Kreislauf-Funtkionen und die Gehirnfunktionen
	Nachtkerzenöl	die Besserung entzündlicher Prozesse (bei Symptomen der Neurodermitis)
	Borretschöl	die Besserung entzündlicher Prozesse (hilfreich bei Ekzemen und Rheuma)
	Traubenkernöl	das Immunsystem (wegen seines hohen OPC- und Vitamin E-Gehalts)

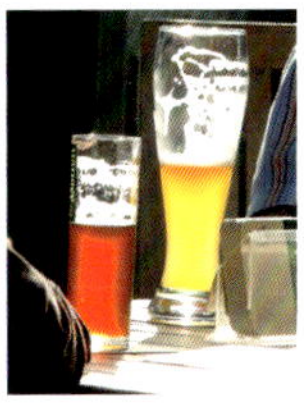

	Name	Unterstützt
Öle	**Leinöl**	das Immunsystem (hilfreich bei Entzündungsprozessen im Körper)
	Hanföl	die Gefäße, zum Schutz vor Arteriosklerose
Besondere Nährstoffe	**Alpha-Liponsäure**	das Immunsystem
	Coenzym Q10	die Neutralisation schädlicher Zellstoffwechselprodukte, den Herzmuskel
	RMS	das Säure-Basen-Gleichgewicht
Bioflavonoide	**Curcumin**	die Produktion von Gallensekretion, die Gallenblasen-Entleerung und die Gallenfunktion
	Quercetin	die Gefäßfunktionen und die Besserung von Entzündungsprozessen
	Resveratrol	das Immunsystem, die Gefäßfunktionen
	Seekiefer/OPC	die Durchblutung
Pilze	**Maitake**	den Fettstoffwechsel und Blutdruck, die Aktivierung von Makrophagen, die Calciumaufnahme
	Shiitake	die Durchblutung, die Regulation der Blutfettwerte, das Immunsystem

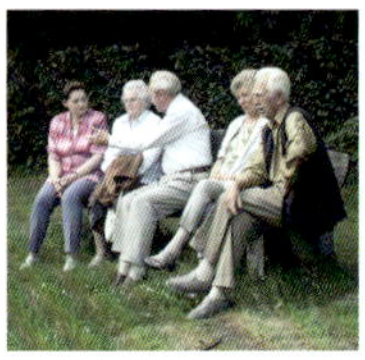

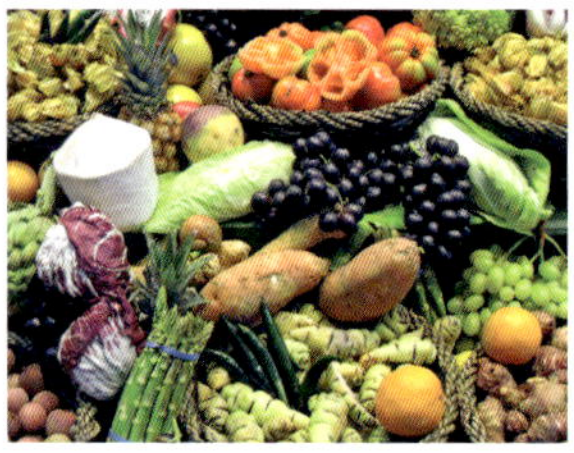

Übersicht weitere Nährstoffe

Pflanzen

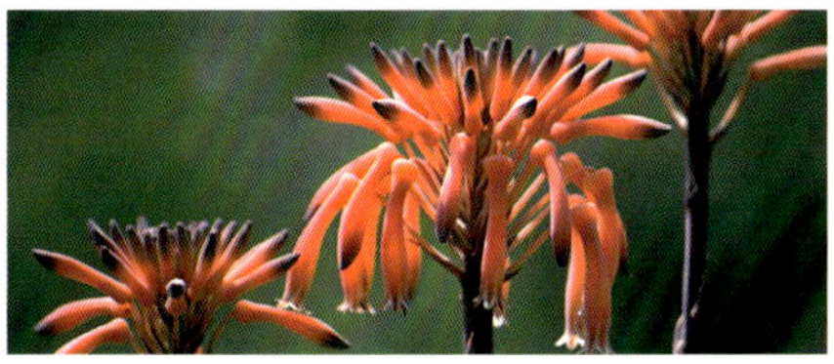

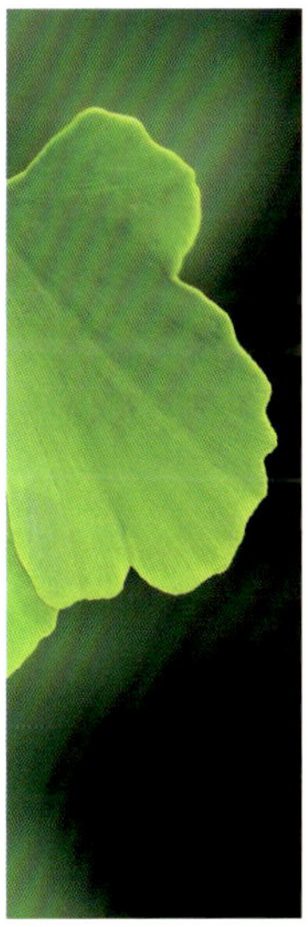

Name	Unterstützt
Acerola	die Heilung bei akuten Erkrankungen
Spirulina-Algen	die Vitalität
Aloe Vera	das Immunsystem
Afrikanischer Pflaumenbaum (Pygeum)	die Normalisierung der Prostatasekretion
Cranberry	das Immunsystem, die Zahngesundheit, die Vorbeugung von Blaseninfekten
Ginkgo biloba	die Mikrozirkulation des Blutes
Ginseng	die Vitalität und die Nerven
Guaraná	die Konzentrationsfähigkeit
Traubensilberkerze	die Besserung von Wechseljahresbeschwerden
Weihrauch	die Besserung entzündlicher Prozesse
Die Wilde Yams-Wurzel	die Hormonbalance

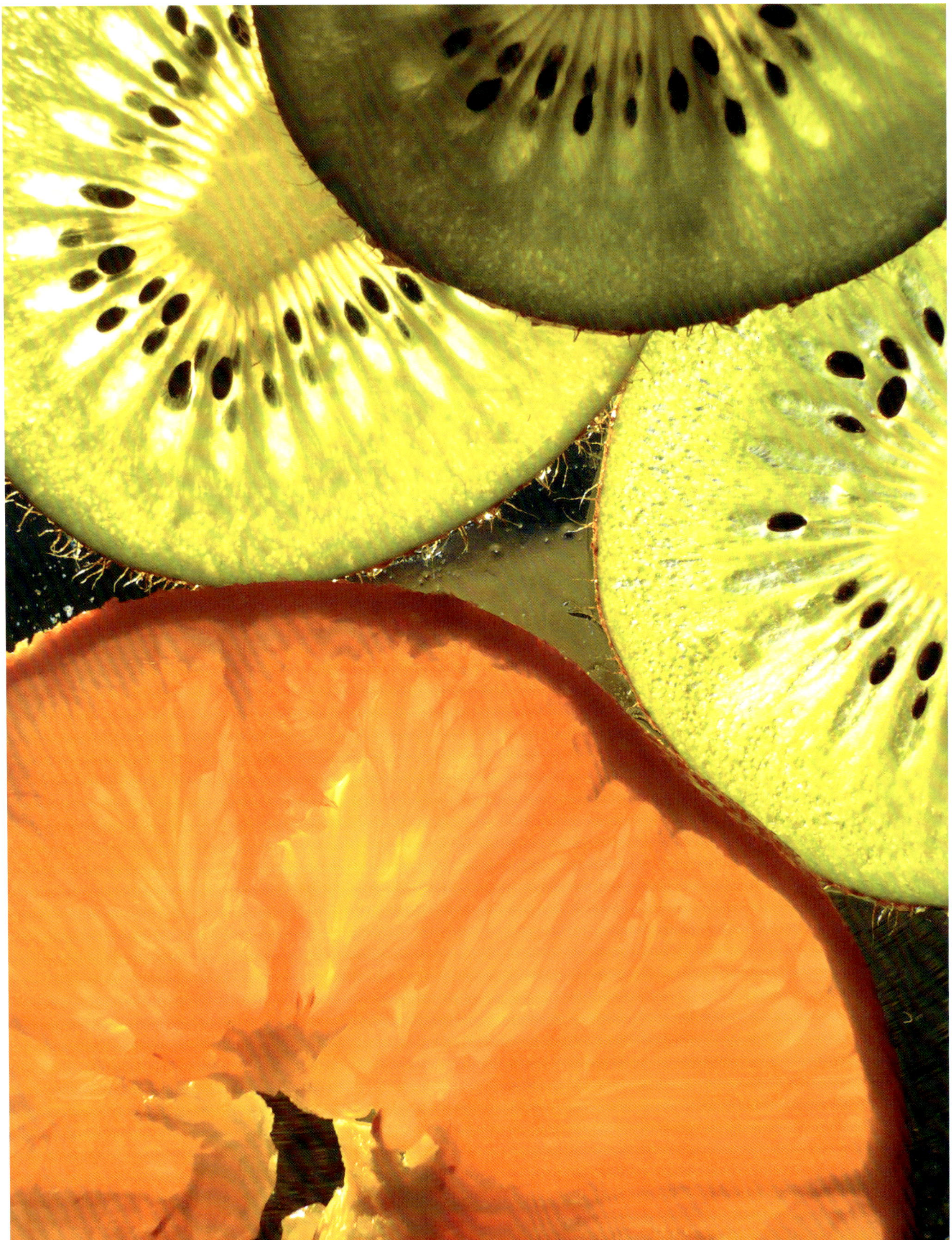

Stichwortverzeichnis

Quellenangaben:

[1] Deutsche Gesellschaft für Ernährung (DGE): Referenzwerte für die Nährstoffzufuhr, 1. Auflage, 2000

[2] Shrimpton, D.: A review of the safety of vitamins and minerals provided in nutritional supplements for free sale by self selection by consumers. Cambridge, UK 1995

[3] Boehnke C, Reuter U, Flach U, Schuh-Hofer S, Einhaupl KM, Arnold G. High dose riboflavin treatment is efficacious in migraine prophylaxis: an open study in a tertiary care centre. Eur J Neurol 2004;11:475–477

[4] Rimm, E., et al.: Folate and vitamin B_6 from diet and supplements in relation to risk of coronary heart disease among womeng. JAMA 1998; 279: 359-364

[5] Dietl, H., Gesche, M.: Herzaktive Nährstoffe. Spitta Verlag 1999; 98

[6] Stampfer, M., et al.: Vitamin E consumption and the risk of coronary heart disease in women. New England J. Med., 1993; 328: 1444-1449

[7] Rimm, E., et al.: Vitamin E consumption an the risk of coronary heart disease in men. New England J. Med., 1993; 328: 1450-1456

[8] Sonnenmangel fördert Krebs! Medical Tribune, 42. Jg., Nr. 23, 8. Juni 2007, S. 21

[9] http://www.netzathleten.de Sportmagazin/Sportler-Ernaehrung/Mehr-Vitamine-weniger-Knochenbrueche/5348769669 887292586/head

[10] http://www.dopinginfo.ch/faktenblaetter/cholin/seite-2.html

[11] Joffres, M.; et al.: Relationship of magnesium intake and other dietary factors to blood pressure: The Honolulu Heart Study. Am. J. Clin. Nutr. 1987; 45: 469-475

[12] Wittermann, J., et al.: Reduction of blood pressure with oral magnesium supplementation in women with hypertensio. Hypertension 1989; 13: 227-232

[13] Hu, F., Rimm, E., Stampfer, M., et al.: Frequent nut consumption and the risk of coronary heart disease in women: prospective cohort study. BMJ 1998; 317:1341-1345

[14] Fraser, G. E., et al.: A possible protective effect of nut consumption on the risk of coronary heart disease. The adventist healthy study. Arch. Int. Med. 1992; 152:1416-1424

[15] Prineas, R. J., Kushi, L. H., et al.: Walnuts and serum lipids. N. Engl. J. Med. 1993; 329:359

[16] Henrichs, D.: Handbuch Nähr- & Vitalstoffe, überarbeitete 4. Auflage, Constantia-Verlag, Leer, 1995

[17] Rabinowitz et al.: Clinical trial of chromium supplementation on carbohydrate and lipid metabolism in diabetic men. Biological Trace Element Research 1983; 5: 449-466

[18] Mertz, W.: Chromium in Human Nutrition: A. Review J. Nutr. 1993; 123: 629-633

[19] Anderson, R., et al.: Effect of chromium supplementation on urinary Cr excretion with selected clinical parameters. Biol. Trace Elements Res. 1984; 6: 327-336

[20] Salonen, J.: North Karelia Projekt. Lancet 2: 175; 1982. In: Passwater, R.: Selenium Update. Keats Publishing. 20, 1987

[21] Salonen. J.: Effects of antioxidant supplementation on platelet function: A randomized pair matched, placebo controlled, double blind trial in men with low antioxidant status. Am. J. Clin. Nutr. 1991; 53: 1222-1229

[22] Kiremidjian-Schumacher et al.: Supplementation with selenium and human immune functions; Effect on cytotoxic lymphocytes and natural killer cells. Biol. Trace Elem. Res. 1994; 41: 115-127

[23] http://de.wikipedia.org/wiki/Zink

[24] http://www.diabetes-world-net/Portal-fuer-Fachleute-Mediziner-und-Therapeuten/Begleiterkrankungen/Lippenherpes-frueh-genug-behandeln.htm?!D=4579

[25] Landmesser, U. et al. (2004): Endothelial function: a critical determinant in atherosclerosis? In: Circulation 109 (21 Suppl 1); II27–33

[26] Böger RH: Prävention altersbedingter Veränderungen des Herz-Kreislaufsystems mit L-Arginin, In: Comed 04/07

[27] http://www.maennergesundheit.info/ratgeber/sexualitaet/sexualitaet_03.html

[28] http://de.wikipedia.org./wiki/Carnitin

[29] P. Fürst, H.-K. Biesalki et. al.: Ernährungsmedizin, S. 94, Thieme-Verlag, Stuttgart 2004, ISBN 3-13-100293-X

[30] Maurer, H. R. und Eckert, K.: Bromelain in der komplementären Tumortherapie, Sonderdruck aus Zeitschrift für Onkologie, Heft 3/1999

[31] http://www.hautreport.de/mode,show_feature/feature,86/pub,21/cat,6

[32] http://de.wikipedia.org/wiki/Omega-3-Fetts%C3%A4uren

[33] http://de.wikipedia.org/wiki/Oligomere_Proanthocyanidine#Biologische_Wirkung

[34] http://www.aerzteblatt.de/v4/archiv/artikel.asp?id=2585

[35] http://www.webmed.ch/Q10-Buch-Neu/qq65_Krebs.htm

[36] http://www.aerztezeitung.de/medizin/krankheiten/schmerz/kopfschmerzen/?sid=315914

[37] http://www.nwzg.de/Coenzym-Q10-unentbehrlich-fuer-das-Herz_NWzG26T2.php

[38] http://www.wissenschaft.de/wissenschaft/news/268125.htmlwww.ernaehrungsdenkwerkstatt.de/fileadmin/user_upload/EDWText/TextElemente/.../Granatapfel_Infos_OLT_15_09_08.pdf

[39] Mitchell AE et al. (2007):
Ten-year comparison of the influence of organic and conventional crop management practices on the content of flavonoids in tomatoes. In: J. Agric. Food Chem. 55(15):6154-6159

[40] B. B. Aggarwal et al. (2003) Anticancer potential of curcumin: preclinical and clinical studies. Anticancer Res. 23(1A): 363-98

[41] Clinical Cancer Research
(Nr. 11, Bd. 20)

[42] www.rp-online.de/public/article/wissen/gesundheit/469443/Curcuma-Gelbe-Waffe-gegen-den-Krebs.html

[43] http://de.wikipedia.org/wiki/Resveratrol

[44] http://de.wikipedia.org/wiki/Oligomere_Proanthocyanidine#Biologische_Wirkung

[45] http://www.pharmawiki.ch/wiki/index.php?wiki=Afrikanischer%20Pflaumenbaum

[46] British Medical Journal
(Bd. 322, S. 1571)

[47] http://www.stern.de/wissenschaft/gesund_leben/:Gesundheit-Kariesschutz-Cranberries/550301.html Kariesschutz mit Cranberries

[48] H. Koo et al.: Influence of Cranberry Juice on Glucan-Mediated Processes Involved in Streptococcus mutans Biofilm Development. 40/1/2006. Caries Research. S. 20-27. doi:10.1159/10.1159/000088901

[49] http://de.wikipedia.org/wiki/Gro%C3%9Ffr%C3%BCchtige_Moosbeere

[50] http://www.swr.de/gruenzeug/-/id=100758/nid=100758/did=3389540/1hm9me1/index.html

[51] http://www.welt.de/wissenschaft/medizin/article1892247/Die_wundersame_Heilkraft_der_Ginseng_Wurzel.html

[52] http://www.focus.de/gesundheit/ratgeber/osteoporose/therapie/alternativ/traubensilberkerze_aid_7975.html

Impressum

Mitarbeit
und
Redaktion:
Claudia Darius

Gestaltung,
Satz,
Bildrecherche:
Herlinde Grüter
Kommunikationsdesign

Herausgeber:
LAREDO VERLAG

Bildnachweis

Ganz besonderen Dank an „PIXELIO" und alle in diesem Buch beteiligten Fotografinnen und Fotografen. Dieses Projekt hätte anders nicht verwirklicht werden können!
www.pixelio.de

Fotografinnen/Fotografen:

Titel: Jürgen Acker
S. 3: S. Hofschlaeger
(6, 28, 40, 48, 53, 58, 63, 68, 70)
S. 5: Stephan Dietl
S. 6/7: Aprokosen - Ernst Rose,
Möhren - Bettina Kopps, Auge - LD
S. 8: Dietmar Meinert
S. 9: Angelika Wolter
S. 10: Spargel - Ernst Rose,
Milch - sigrid rossmann
S. 11: Momo111
S. 12: berwis
S. 13: pan
S. 14: S. Hofschlaeger
S.15: Apfelsinen - Jutta Anger,
Wirsing - Michael Finger
S. 16: Paul-Georg Meister
S. 18: magicpen
S. 19: Apfelsine - Jutta Anger, Frau - Jerzy
S. 20: FlowerLover
S. 21: Maria Lanznaster
S. 22: Marco Barnebeck
S. 23: Sonnenuntergang - Florian Karner
S. 24: Salat - S.G.S., Chicorée - Joujou,
Blumenkohl - ad
S. 25: Avocado - Mario Heinemann,
Haare - Lea M
S. 26: Franz Haindl
S. 27: Ei - Uli Carthäuser, Melone - Alladin
S. 28: Getreide: Jürgen Reitböck
S. 29: Bolliger Hanspeter
S. 30: Herz - manwalk
S. 31: Dieter Schütz
S. 32: Sport - P. Kirchhoff,
Mandeln-Klaus-Uwe Gerhardt
S. 33: Rolf van Melis
S. 34: Brunnen - Bolliger Hanspeter,
Mädchen - Stephan Dietl
S. 35: Algen - sarmakant,
Fische - ex-hellbilly
S. 36: Schokolade - Ernst Rose,
Kupferkanne - Mike Schwarzenbeck
S. 37: sabine meyer
S. 38: digitalice
S. 39: Bodo Schmitt
S. 40: Manfred Schütze
S. 41: Bogens. - RainerSturm,
Walnuss - knipseline
S. 42: Stephanie Hofschlaeger
S. 43: Lachs - Schwenke
S. 44: Frau - P. Kirchhoff,
Milch - Stefan Reis
S. 45: Kind - Karina Sturm,
Kakaobohne - zoom
S. 46: moorhenne
S. 47: Gabi Schoenemann
S. 48: Gabi Schoenemann
S. 49: Ananas (Detail) - Witchewitch,
Ananas ganz - Claudia Hautumm
S. 50: Marco Barnebeck,
Papaya auf Teller - kfm
S. 51: Haut - bbroianigo,
rauchen - Ernst Rose
S. 52: Makrelen - Martin Stauß
S. 53: Ernst Rose
S. 54: gabydross
S. 55: G.Burgstaller
S. 56: dagmar zechel
S. 57: Edith Ochs
S. 59: Dame - RainerSturm,
Paul-Georg-Meister
S. 60: Paul-Georg Meister
S. 61: gnubier
S. 63: Peter Röhl
S. 64: Preiselbeeren - Daniela Roth,
Weingläser - Brigitte Schregle
S. 65: Indien - m. gade
S. 66: Andreas Riese
S. 68: thomas klütsch
S. 70: Flamingos - Lothar Henke
S. 71: später
S. 72: marika
S. 73: Ulla Trampert
S. 74: AloeVera - A.Dreher,
Nofretete - Cornerstone
S. 75: Ernst Rose
S. 76: Richard
S. 77: Kind - Steffi8870
S. 78: Goethe - Henning Hraban Ramm,
Ginkgo - Kurt F. Domnik
S. 79: Kurt F. Domnik
S. 80: Manfred Schütze
S. 81: GeeSpot
S. 82: Maria Lanznaster
S. 83: Edith Ochs
S. 84: Sven Baldauf
S. 92: sigrid rossmann
S. 99: Jürgen Acker

Fotos aus anderen Quellen:
S. 23: Eier - Herlinde Grüter
S. 30: Studentenfutter - Herlinde Grüter
S. 62: Gruppe - Herlinde Grüter
S. 69: © Pitopia, Colour, 2007
(Heilpilze)
S. 77: © Pitopia, Colour, 2008
(Cranberry)

Gezielte Ernährung ist die beste Medizin

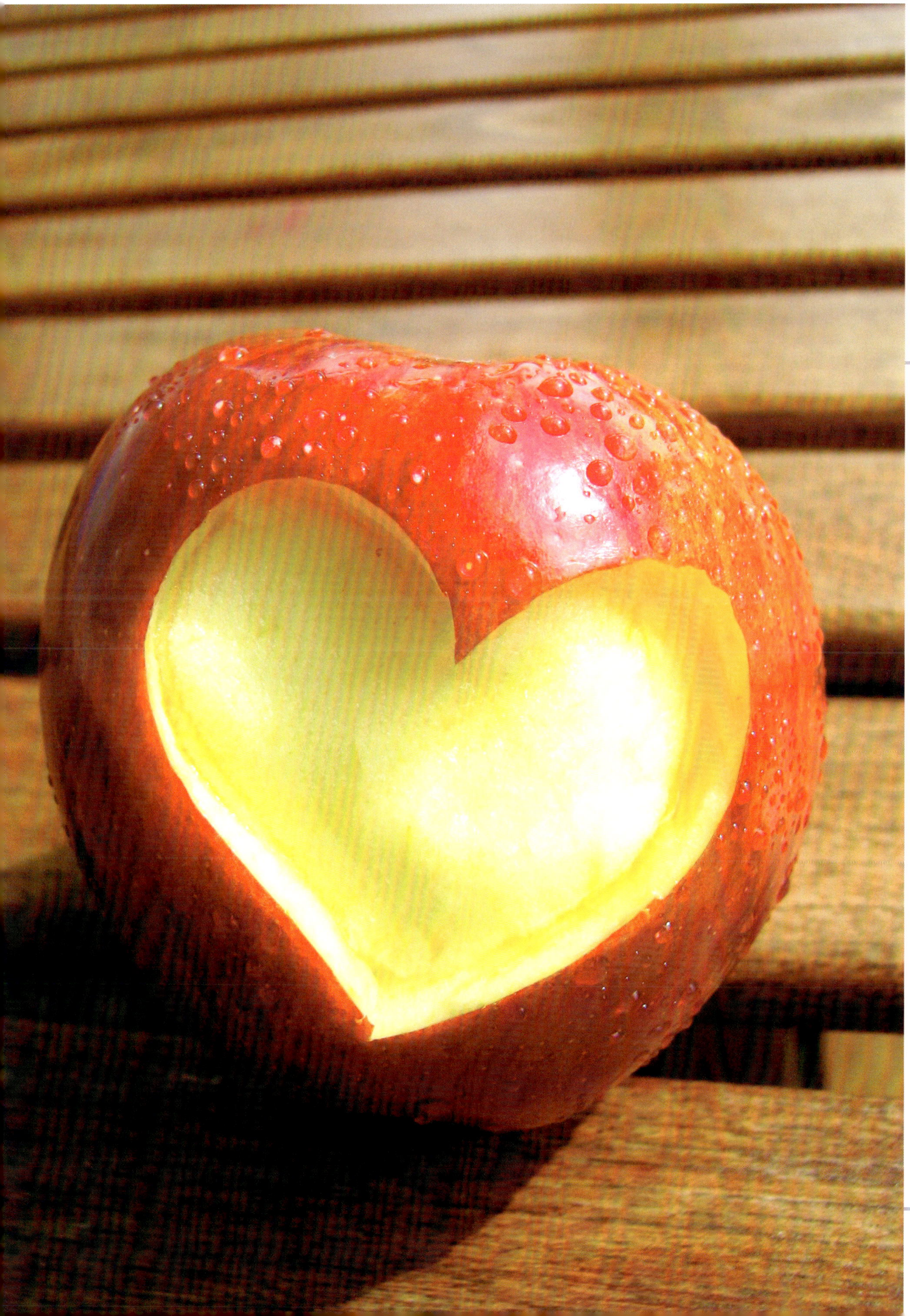

Notizen